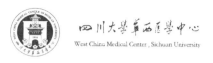

Theory and Methods in Optometry

视光学原理与方法

U0251689

主　编／刘陇黔

副主编／杨　必　马　薇

编　委／颜　月　郭　波　魏　红
　　　　唐昂藏　唐　莉　龚　芮
　　　　杨旭波　伍　叶　董光静
　　　　宋雨桐　朱申麟　熊　玲
　　　　廖　孟　马　可

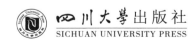

四川大学出版社
SICHUAN UNIVERSITY PRESS

图书在版编目（CIP）数据

视光学原理与方法 / 刘陇黔主编 . 一 成都 ：四川
大学出版社，2023.7
ISBN 978-7-5690-5948-9

Ⅰ . ①视… Ⅱ . ①刘… Ⅲ . ①屈光学 Ⅳ . ① R778

中国国家版本馆 CIP 数据核字（2023）第 021476 号

书　　名：视光学原理与方法
　　　　　Shiguangxue Yuanli yu Fangfa
主　　编：刘陇黔

选题策划：龚娇梅　　李天燕
责任编辑：龚娇梅
责任校对：张　澄
装帧设计：墨创文化
责任印制：王　炜

出版发行：四川大学出版社有限责任公司
　　　　　地址：成都市一环路南一段 24 号（610065）
　　　　　电话：（028）85408311（发行部）、85400276（总编室）
　　　　　电子邮箱：scupress@vip.163.com
　　　　　网址：https://press.scu.edu.cn
印前制作：四川胜翔数码印务设计有限公司
印刷装订：四川省平轩印务有限公司

成品尺寸：185 mm×260 mm
印　　张：12.5
字　　数：303 千字

版　　次：2023 年 7 月 第 1 版
印　　次：2023 年 7 月 第 1 次印刷
定　　价：58.00 元

扫码获取数字资源

四川大学出版社
微信公众号

本社图书如有印装质量问题，请联系发行部调换

前　言

眼视光学为眼睛和视觉健康保健医学专业，通过处方配镜、视功能训练、光学及药物等方法来诊断、治疗和预防相关疾病和障碍，达到增进视力的目的。随着生活质量的提高，人们对健康尤其是视觉健康提出了更高的要求。眼睛与视觉成为各个年龄阶段人群重点关注的健康话题。

由于目前全国各地四年制眼视光专业尚无较为全面的教材，为了促进学科发展，我们参照国内外相应的教材书籍，结合笔者团队多年的临床诊疗和教学经验编写了《视光学原理与方法》。作为视光学专业的核心课程，本教材的编写体系适应四年制本科眼视光学专业的教学内容，共分为十二章，分别系统地介绍了眼球光学系统、眼部常见症状与体征、眼部检查、视力与视觉质量、屈光不正、屈光检查、调节与集合、老视及其检查、眼球运动与双眼视、眼镜视觉光学及屈光手术等方面的内容。本书内容丰富全面，涵盖了视光学专业所涉及的重要基础概念。另外，书中每一章节后均附有思考题，便于学生学习的过程中思考与总结。本书在编写过程中，尽量做到简洁、全面且实用，为了达到更好的教学效果，本书理论学习过程中可与《临床技能培训丛书　眼视光实践技能操作手册》相结合，为眼视光专业学生学习专业课程提供理论知识与实践指导，为他们日后工作打下扎实的基础。本书可作为眼视光专业大专及本科的教材，亦可作为眼镜行业验光师培训教材或自学用书。

本书的撰写和出版得到了四川大学出版社的大力支持，特别感谢眼视光的先驱者积累的丰富经验，我们站在前人的基础上精心编写，力求严谨、丰富。谨在此书出版发行之际，表示我们衷心的感谢！

刘陇黔

2022 年 12 月

目　　录

第一章　眼球光学系统

人眼是我们观察外界事物和获取信息的重要器官，是一个复合的光学系统。眼球光学系统（图1-1），临床上常称为屈光系统，由四种屈光介质（角膜、房水、晶状体和玻璃体）、两个光学系统（角膜和晶状体）和一个光阑（瞳孔）组成。

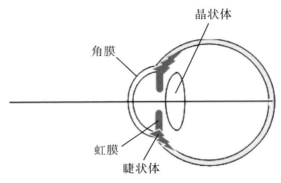

图1-1　眼球光学系统

第一节　眼睛的屈光系统

一、角膜

角膜为一层纤维膜，是位于眼球外壁前表面1/6的透明部分。前面观为横椭圆形，后面观为圆形。成年男性的角膜平均横径为11.04mm，纵径为10.13mm；成年女性的角膜平均横径为10.08mm，纵径为10.05mm。角膜中央区附近约4mm直径的范围为近似球形，各子午线的曲率基本相同。而中央区以外的中间区和边缘部较为平坦，各子午线的曲率也不一致。角膜中央部平均厚度约为0.5mm，周边部平均厚度约1.0mm。角膜前表面的曲率半径为7.8mm，后表面曲率半径为6.8mm。

角膜由前向后可分为5层：

（1）上皮层：厚40~50μm，由4~6层细胞组成。上皮层分为细胞层及基底膜，细胞层由外向内分为三层，分别为表层细胞、翼状细胞、基底细胞。表层细胞前面的细胞膜有许多小的微皱褶和微绒毛，两者对覆盖在角膜前的泪膜的维持发挥着很重要的作用。

（2）前弹力层：又称为 Bowman 膜，主要由胶原纤维构成，厚 $8\sim12\mu m$，无细胞成分。前表面光滑，与上皮层的基底膜相邻，后面与实质层相融合。该层对机械性损伤的抵抗力较强，对化学性损伤的抵抗力较弱，损伤后不能再生。其主要功能为维持角膜上皮结构。

（3）实质层：厚约 $500\mu m$，占整个角膜厚度的 9/10。实质层由长度横跨整个角膜的 $200\sim250$ 个胶原纤维板层构成，板层与角膜表面平行，相互之间平行重叠，板层中胶原纤维集合成的纤维束互相联合。

（4）后弹力层：又名 Descemet 层，为角膜内皮细胞层的基底膜。易从实质层和内皮细胞层分离开。该层较为坚韧，对化学物质和病理损害的抵抗力很强。出现损伤时，可由内皮细胞再生。

（5）内皮细胞层：内皮细胞层为一单层细胞，大约由 500000 个六边形细胞组成。成年后，内皮细胞不再进行有丝分裂。随着年龄增长，角膜内皮细胞的密度降低，而且形态也发生变化。损伤后，缺损区由邻近的内皮细胞增大、移行覆盖。

由于前弹力层和实质层的纤维整齐排列，且整个角膜无血管并处于半脱水状态，因此角膜为透明的结构。

角膜的前表面有泪膜覆盖。泪膜由三层构成，由外到内分别为脂质层、水层、黏液层。泪膜的光学作用是为角膜表面提供光学界面。泪膜在正常生理状况下为非常薄的等厚层，相当于一个非常薄的等厚透镜，屈光力非常弱，可以忽略不计。病理情况下，泪膜的厚度变得不均匀，就会使角膜的前表面变成不光滑的散光面，从而影响视网膜的成像。如果配戴顺应性较差的角膜接触镜，如透气性硬性角膜接触镜，则泪膜变成正或负的弯月形透镜，称为泪液镜。在角膜接触镜的验配中，必须考虑泪液镜的屈光度。

由于角膜和其前面的空气的屈光指数相差很大，从而使角膜成为眼的主要屈光结构，角膜的总屈光力为 43.00D。

二、房水

角膜后方、虹膜和晶状体前方的空间称为前房，虹膜、睫状体和晶状体之间的空间称为后房。

房水为充填于眼前、后房的液体。房水由睫状突上皮产生后进入后房，经瞳孔流入前房，然后由前房角经小梁网和 Schlemm 管排出眼外。小部分房水经虹膜表面的隐窝被吸收。房水的生成和排出保持平衡，使眼内压保持一定的水平。

房水为透明的液体，总量为 $0.25\sim0.3ml$。主要成分为水，约占总量的 98.75%。其化学成分与血浆相似，但蛋白含量较低，维生素 C、钠离子、氯离子等含量较高。

房水的比重（相对密度）为 1.006，屈光指数为 1.336。房水的功能是为角膜、晶状体和玻璃体提供营养并清除它们的代谢产物，维持正常的眼内压。

三、晶状体

晶状体为位于虹膜的后面浸泡在房水中的一个双凸透镜，结构为囊膜包绕的晶状体上皮和整齐排列的纤维。中央为黏合在一起的失去细胞结构的晶状体纤维，称为晶状体核。

晶状体最前部分称为前极，最后部分称为后极，周边部称为赤道。赤道部通过悬韧带与睫状体联系固定。悬韧带为纤细的丝状物，它把晶状体联系到睫状体上皮，从而使晶状体固定在一定的位置。

成年人的晶状体含水约 65%、蛋白质约 35%。晶状体为半脱水的组织。晶状体的脱水性是由晶状体上皮和纤维膜上的 Na^+-K^+ ATP 酶维持的。晶状体膜的破坏会增加晶状体内的水分。

正常晶状体最小屈光力为 19.10D。晶状体的屈光力可发生改变，这种改变称为调节。

无限远的物体通过一个静止状态的正视眼的屈光系统，可清晰地成像在视网膜上，但对有限距离的物体，根据牛顿公式可知，如眼的屈光状态不发生改变，则将成像在视网膜后。眼睛将通过增加屈光系统的屈光力使有限距离的物体也能成像在视网膜上，所以眼睛通过改变屈光系统屈光力使不同距离的物体都能清晰地成像在视网膜上的过程叫作调节。例如，屈光力减弱，使远处物体能清晰成像叫作远调节，反之则为近调节。临床上的调节常指近调节。

四、玻璃体

玻璃体为充填眼球后 4/5 空间的无色透明胶质体，99% 的成分为水。前面有碟形浅窝，容纳晶状体，称为玻璃体凹，或髌状窝。玻璃体包括玻璃体皮质、中央部玻璃体和中央管。

玻璃体的折射率与房水相同，为 1.336。

五、瞳孔

瞳孔为位于晶状体前方的虹膜中央的孔。瞳孔直径随光线强弱而改变。正常瞳孔的直径为 2~5mm，平均为 4mm。

由于瞳孔为限制成像光束孔径角的光阑，所以为眼的孔径光阑。瞳孔通过角膜所成的像为眼睛光学系统的入瞳，通过晶状体所成的像为眼睛光学系统的出瞳。

瞳孔的大小是由虹膜内的一对肌肉——瞳孔括约肌和瞳孔开大肌司理的，以调节进入眼的光量。瞳孔缩小可增加景深，减少球面像差和色像差。

第二节　模型眼

眼的屈光系统包括角膜、房水、晶状体和玻璃体，它们具有不同的表面曲率和屈光指数。外界的物体通过眼屈光系统，能够在视网膜上形成缩小倒立的实像。

一、眼球屈光成分的光学性质

人眼是复杂的光学系统。将眼的屈光系统简化为具有一定光学常数的光学系统，可设计出各种简约眼和模型眼。与大多数光学系统不同的是，角膜和晶状体的中心不在共同的轴上。模型眼中，假设角膜和晶状体的表面是球形的，并且它们的曲率中心在同一光轴上，入射光线均为近轴光线。眼的各个屈光介质的位置关系和光学常数见表1-1。通过这些常数代入公式，我们可计算出角膜、晶状体的屈光力，从而得到眼睛总的屈光力为58.60D。

表1-1　眼的各种屈光介质的位置关系和光学常数

屈光介质	屈光面		折射率	曲率半径/mm	距角膜顶点的距离/mm
角膜	前表面		1.376	7.7	0
	后表面			6.8	0.5
房水	—		1.336	—	—
晶状体	皮质	前表面	1.386	10.0	3.6
		后表面		6.0	7.2
	核	前表面	1.406	7.911	4.146
		后表面		5.76	6.565
玻璃体	—		1.336	—	—

二、模型眼

模型眼为眼光学系统的模型，有多个屈光面，其中晶状体的屈光状态也分调节状态和非调节状态。模型眼在帮助我们理解眼球光学的内部工作方面是非常有用的，不过在反映人眼动态实际情况方面是有限的。Listing、Tscherning 与 Helmholtz 提出的模型眼极大地促进了对人眼光学的认识。后来，Gullstrand 基于前人的许多研究和自己的一些实验和仪器，发展了极具权威的模型眼。

以 Gullstrand 一号模型眼为例，计算其屈光力和基点位置。该模型眼包括角膜两个面和晶状体四个面，相当于整个光学系统由角膜、晶状体前皮质和晶状体后皮质三个透镜组成。角膜与晶状体前皮质之间的介质为房水，晶状体前、后皮质透镜之间的介质为晶状体核。每一个透镜又由前后两个单折射球面组成。

（一）角膜的屈光力

1. 角膜前表面的屈光力

角膜前表面的曲率半径为 7.7mm，角膜的折射率为 1.376，角膜前为空气。

$$F_{CA} = \frac{n_c - n_{air}}{r_{CA}} = \frac{1.376 - 1}{7.7 \times 10^{-3}} = 48.831D$$

$$f'_{CA} = \frac{n_c}{F_{CA}} = \frac{1.376}{48.831} = 28.18 \ （mm）$$

$$f_{CA} = -\frac{n_{air}}{F_{CA}} = -\frac{1}{48.831} = -20.48 \ （mm）$$

式中，F_{CA} 为角膜前表面的屈光力，n_c 为角膜的折射率，n_{air} 为空气的折射率，r_{CA} 为角膜前面曲率半径，f'_{CA} 为角膜前表面的像方焦距，f_{CA} 为角膜前表面的物方焦距。

2. 角膜后表面的屈光力

角膜后表面的曲率半径为 6.8mm，角膜后为房水，折射率为 1.336。

$$F_{CB} = \frac{n_{aqu} - n_c}{r_{CB}} = \frac{1.336 - 1.376}{6.8 \times 10^{-3}} = -5.882D$$

$$f'_{CB} = \frac{n_{aqu}}{F_{CB}} = \frac{1.336}{-5.882} = -227.13 \ （mm）$$

$$f_{CB} = -\frac{n_C}{F_{CB}} = -\frac{1.376}{-5.882} = 233.93 \ （mm）$$

式中，F_{CB} 为角膜后表面屈光力，r_{CB} 为角膜后表面的曲率半径，n_{aqu} 为房水的折射率，f'_{CB} 为角膜后表面的像方焦距，f_{CB} 为角膜后表面的物方焦距。

3. 角膜的屈光力和基点

角膜中心厚度为 0.5mm。

$$角膜屈光力 \ F_C = F_{CA} + F_{CB} - \frac{t_C}{n_C} F_{CA} F_{CB}$$

$$= 48.831 - 5.882 - \frac{0.0005}{1.376} \times 48.831 \times （-5.882）$$

$$= 43.053D$$

$$f'_C = \frac{n_{aqu}}{F_C} = \frac{1.336}{43.053} = 31.03 \ （mm）$$

$$f_C = -\frac{n}{F_C} = -\frac{1}{43.053} = -23.23 \ （mm）$$

$$l'_{HC} = -f'_C \frac{d}{f'_{CA}} = -31.03 \times \frac{0.5}{28.18} = -0.55 \ （mm）$$

$$l_{HC} = f_C \frac{d}{f_{CB}} = -23.23 \times \frac{0.5}{233.93} = -0.05 \ （mm）$$

式中，f'_C 为角膜的像方焦距，f_C 为角膜的物方焦距，l'_{HC} 为角膜的后顶点到角膜后主点的距离，l_{HC} 为角膜的前顶点到角膜前主点的距离。

角膜的前、后两主点均位于角膜前 0.05mm，基本重合在一起。

（二）晶状体前皮质透镜的屈光力

1. 晶状体前皮质前表面的屈光力

晶状体前皮质前表面的曲率半径为 10mm，前为房水，后为晶状体皮质，折射率为 1.386。

$$F_{LAA} = \frac{n_{LA} - n_{aqu}}{r_{LAA}} = \frac{1.386 - 1.336}{10 \times 10^{-3}} = 5.00D$$

$$f'_{LAA} = \frac{n_{LA}}{F_{LAA}} = \frac{1.386}{5} = 277.2 \ (mm)$$

$$f_{LAA} = -\frac{n_{aqu}}{F_{LAA}} = -\frac{1.336}{5} = -267.2 \ (mm)$$

式中，F_{LAA} 为晶状体前皮质前表面屈光力，n_{LA} 为晶状体前皮质的折射率，f'_{LAA} 为晶状体前皮质的像方焦距，f_{LAA} 为晶状体前皮质的物方焦距。

2. 晶状体前皮质后表面的屈光力

晶状体前皮质后表面的曲率半径为 7.911mm，前为晶状体皮质，后为晶状体核，折射率为 1.406。

$$F_{LAB} = \frac{n_{LN} - n_{LA}}{r_{LAB}} = \frac{1.406 - 1.386}{7.911 \times 10^{-3}} = 2.528D$$

$$f'_{LAB} = \frac{n_{LN}}{F_{LAB}} = \frac{1.406}{2.528} = 556.17 \ (mm)$$

$$f_{LAB} = -\frac{n_{LA}}{F_{LAB}} = -\frac{1.386}{2.528} = -548.26 \ (mm)$$

式中，F_{LAB} 为晶状体前皮质后表面屈光力，n_{LN} 为晶状体核的折射率，f'_{LAB} 为晶状体前皮质后表面的像方焦距，f_{LAB} 为晶状体前皮质后表面的物方焦距。

3. 晶状体前皮质的屈光力和基点

晶状体前皮质的中心厚度为 0.546mm。

$$F_{LA} = F_{LAA} + F_{LAB} - \frac{t_{LA}}{n_{LA}} F_{LAA} F_{LAB}$$

$$= 5 + 2.528 - \frac{0.546 \times 10^{-3}}{1.386} \times 5 \times 2.528$$

$$= 7.523D$$

$$f'_{LA} = \frac{n_{LN}}{F_{LA}} = \frac{1.406}{7.523} = 186.89 \ (mm)$$

$$f_{LA} = -\frac{n_{aqu}}{F_{LA}} = -\frac{1.336}{7.523} = -177.59 \ (mm)$$

$$l'_{HLA} = -f'_{LA} \frac{d}{f'_{LAA}} = -186.89 \times \frac{0.546}{277.2} = -0.368 \ (mm)$$

$$l_{HLA} = f_{LA} \frac{d}{f_{LAB}} = -177.59 \times \frac{0.546}{-548.26} = 0.177 \ (mm)$$

式中，F_{LA} 为晶状体前皮质屈光力，f'_{LA} 为晶状体前皮质的像方焦距，f_{LA} 为晶状体前皮质的物方焦距，l'_{HLA} 为晶状体前皮质后顶点到晶状体前皮质后主点的距离，l_{HLA} 为晶状体前皮质前顶点到晶状体前皮质前主点的距离。

晶状体前皮质透镜的两个主点均位于透镜内。后主点位于晶状体前皮质后0.178mm 处，角膜顶点后 3.778mm 处；前主点位于晶状体前皮质前面后 0.177mm 处，角膜顶点后 3.777mm 处。两主点也基本重合在一起。

（三）晶状体后皮质透镜的屈光力

1. 晶状体后皮质前表面的屈光力

晶状体后皮质前表面的曲率半径为 5.76mm，前为晶状体核，后为晶状体皮质。

$$F_{LBA} = \frac{n_{LB} - n_{LN}}{r_{LBA}} = \frac{1.386 - 1.406}{-5.76 \times 10^{-3}} = 3.472D$$

2. 晶状体后皮质后表面的屈光力

晶状体后皮质后表面的曲率半径为 6mm，前为晶状体皮质，后为玻璃体，折射率为 1.336。

$$F_{LBB} = \frac{n_{vit} - n_{LB}}{r_{LBB}} = \frac{1.336 - 1.386}{-6 \times 10^{-3}} = 8.333D$$

3. 晶状体后皮质的屈光力

晶状体后皮质的中心厚度为 0.635mm。

$$F_{LB} = F_{LBA} + F_{LBB} - \frac{t_{LB}}{n_{LB}} F_{LBA} F_{LBB}$$

$$= 3.472 + 8.333 - \frac{0.635 \times 10^{-3}}{1.386} \times 3.472 \times 8.333$$

$$= 11.792D$$

$$f'_{LB} = \frac{n_{vit}}{F_{LB}} = \frac{1.336}{11.792} = 113.30 \text{（mm）}$$

$$f_{LB} = -\frac{n_{LN}}{F_{LB}} = -\frac{1.406}{11.792} = -119.23 \text{（mm）}$$

$$l'_{HLB} = -\frac{n_{vit}}{n_{LB}} \frac{F_{LBA}}{F_{LB}} d = -\frac{1.336 \times 3.472}{1.386 \times 11.792} \times 0.635 = -0.180 \text{（mm）}$$

$$l_{HLB} = \frac{n_{LN}}{n_{LB}} \frac{F_{LBB}}{F_{LB}} d = \frac{1.406 \times 8.333}{1.386 \times 11.792} \times 0.635 = 0.455 \text{（mm）}$$

式中，F_{LB} 为晶状体后皮质的屈光力，f'_{LB} 为晶状体后皮质的像方焦距，f_{LB} 为晶状体后皮质的物方焦距，l'_{HLB} 为晶状体后皮质后顶点到晶状体后皮质后主点的距离，l_{HLB} 为晶状体后皮质前顶点到晶状体后皮质前主点的距离。

晶状体后皮质透镜的两个主点均位于透镜内，前、后主点均位于角膜顶点后7.02mm 处，重合在一起。

（四）晶状体的屈光力

d 为晶状体前皮质透镜的后主点与晶状体后皮质前主点的距离，等于 $7.02 - 3.777$ $= 3.243$（mm）。

$$F_L = F_{LA} + F_{LB} - \frac{t_L}{n_{LN}} F_{LA} F_{LB}$$

$$= 7.523 + 11.792 - \frac{3.243 \times 10^{-3}}{1.406} \times 7.523 \times 11.792$$

$$= 19.11D$$

$$l'_{HL} = -\frac{n_{vit}}{n_{LN}} \frac{F_{LA}}{F_L} d = -\frac{1.336 \times 7.523}{1.406 \times 19.11} \times 3.243 = -1.213 \ (\text{mm})$$

$$l_{HL} = \frac{n_{aqu}}{n_{LN}} \frac{F_{LB}}{F_L} d = -\frac{1.336 \times 11.792}{1.406 \times 19.11} \times 3.243 = 1.901 \ (\text{mm})$$

式中，F_L 为晶状体的屈光力，l'_{HL} 为晶状体后顶点到晶状体后主点的距离，L_{HL} 为晶状体前顶点到晶状体前主点的距离。

（五）眼球总屈光力

角膜后主点与晶状体前主点的距离 t 为：

$t = 3.777 + 1.901 + 0.05 = 5.728 \ (\text{mm})$

眼球总屈光力为：

$$F = F_C + F_L - \frac{t}{n_{aqu}} F_C F_L$$

$$= 43.053 + 19.11 - \frac{5.728 \times 10^{-3}}{1.336} \times 43.053 \times 19.11$$

$$= 58.64D$$

表 1-2 显示了各种模型眼的相关数据。

表 1-2　各种模型眼的数据

类型			Helmholtz	Tscherning	Gullstrand			Gullstrand—Emsley
					1 号	2 号	简约	
屈光面数			3	4	6	3	3	3
角膜	曲率半径/mm	前	8	7.98	7.7	7.8	7.8	7.8
		后	—	6.22	6.8	—	—	—
	折射率		1.377（房水）	1.376	—	1.336（房水）	1.336	1.3333
	屈光力/D		42.208	40.987	43.05	43.08	43.08	42.735
晶状体	曲率半径/mm	皮质前	10	10.2	10	10	10	10
		核前	—	7.911	—	—	—	—
		核后	—	—	−5.76	—	—	—
		皮质后	−6	−6.17	−6	−6	−6	−6
	折射率	皮质	16/11	1.42	1.386	1.413	1.413	1.416
		核	—	—	1.406	—	—	—
	屈光力/D		30.6045	21.394	19.11	20.28	20.533	21.763

类型			Helmholtz	Tscherning	Gullstrand			Gullstrand—Emsley
					1号	2号	简约	
眼球基点位置参数/mm	主点	前	1.9403	1.54	1.348	1.47	1.505	1.551
		后	2.3562	1.86	1.602	1.75	1.631	1.852
	节点	前	6.957	7.30	7.078	7.110	7.130	7.061
		后	7.373	7.62	7.332	7.39	7.256	7.362
	焦点	前	−12.918	−15.59	−15.707	−15.31	−15.235	−14.982
		后	22.231	24.75	24.387	24.17	23.996	23.982
	焦距	前	−14.858	−17.13	−17.005	−16.78	−16.74	−16.533
		后	19.8756	22.90	22.78	22.42	23.365	22.043
屈光力/D			67.302	58.38	58.64	59.60	59.74	60.486
轴屈光/D			−5.5007	+1.976	−1.031	+0.4553	−0.0107	−0.2867
远点位置/mm			−179.85	507.44	988.423	2197.7	−93.6	−3.49

三、简约眼

　　尽管模型眼模拟人眼光学是非常有用的，但它包含了六个屈光面，在某些计算中显得有些繁杂。简约眼把人眼简略为一个球面，即单球面折射系统。常见的如 Emsley 简约眼（图1-2），角膜折射曲率半径为 $\frac{50}{9}$ mm，折射率为 $\frac{4}{3}$。

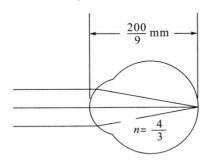

图1-2　简约眼

$$f' = \frac{n'-n}{r} = \frac{\frac{4}{3}-1}{\frac{50}{9}\times10^{-3}} = \frac{200}{9} \text{（mm）}$$

$$F = \frac{n'}{f} = \frac{\frac{4}{3}}{\frac{200}{9}} = 60.00\text{D}$$

所以简约眼的眼轴长度应为 $\frac{200}{9}$mm，屈光度为 60.00D。

第三节　眼的光瞳

一、瞳孔

进入眼睛的光量受瞳孔的调节。瞳孔为虹膜中央一个接近圆形的开口。正常情况下，瞳孔对下列因素产生反应。

（1）照明的改变——直接对光反射。

（2）照明改变仅发生于一眼时，对侧眼也相应产生改变，即间接对光反射。

（3）注视近处时，将发生瞳孔的收缩。

以上反应的异常或丧失可能是一些潜在疾病的重要征兆。瞳孔的大小受许多外界因素的影响，如药物、情绪和思想、精神状态的突然改变等。

瞳孔直径的大小随年龄以接近一致的比率变小，但在后半生减小的速度变慢。典型的改变为：在完全黑暗的环境，10 岁时直径为 7.6mm，45 岁时直径为 6.2mm，80 岁时直径为 5.2mm；在明适应的眼，10 岁时直径为 4.8mm，45 岁时直径为 4.0mm，80 岁时直径为 3.4mm。

二、入瞳和出瞳

瞳孔位于晶状体前极的平面。入瞳是瞳孔通过角膜所成的像，在角膜前顶点后 3mm。我们平时所见到的和测量的瞳孔实际上就是入瞳。出瞳是瞳孔通过晶状体所成的像。

根据近轴光学理论计算，入瞳位于角膜前顶点后 3mm 处，比真实瞳孔大 13%。出瞳位于真实瞳孔后，接近真实瞳孔，仅比真实瞳孔大 3%。

使用光瞳的主光线来确定像点的位置和距离要方便得多。如图 1-3 所示，入瞳和出瞳的中心点分别为 E 和 E'，它们为一对共轭点。如果通过 E 点的入射光线与眼的光轴成 u 角，那么出射光线必然通过 E' 点，并与眼的光轴成 u' 角。在给定的光学系统中，两者具有恒定的比率，比如在模型眼中，u'/u 约为 0.82。

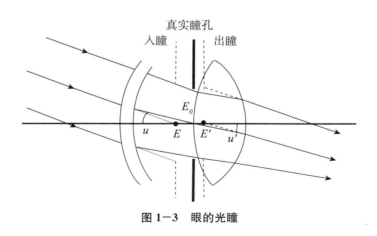

图 1-3　眼的光瞳

三、光轴、视轴和瞳孔轴

通过眼睛的入瞳、出瞳中心点与眼睛后极部的连线为眼的光轴。眼的黄斑中心凹并不位于眼的后极部,而是偏向颞侧和下方。通过眼的黄斑中心凹和眼睛光瞳中心的连线为视轴。因此,眼的光轴和视轴并没有重合在一起。

视轴和光轴之间形成的夹角称为 α 角,如图 1-4 所示。当视轴在物空间位于光轴的鼻侧时,α 角为正,一般约为 +5°。近视眼的 α 角较小,远视眼较大。在垂直平面,视轴在物空间与光轴相比倾斜向上,两者之间的夹角大约为 2°。

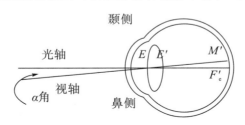

图 1-4　视轴与光轴

经过入瞳的中心,与角膜表面垂直的连线称为瞳孔轴。瞳孔轴与视轴之间形成的夹角称为 Kappa 角。视轴在物空间位于瞳孔轴的鼻侧时,Kappa 角为正。视轴在物空间位于瞳孔轴的颞侧时,Kappa 角为负。

第四节　眼的像差

眼睛的光学质量比我们制造的任何光学仪器都高,角膜非球面可消除一定的球面像差和彗差,视网膜非球面可消除一定的像场弯曲,但眼睛仍然具有一定的像差。像差分为单色像差和色差。其中单色像差又分为球面像差、彗差、像散、场曲与畸变。影响视网膜成像的主要像差如下。

（一）色差

同一光学介质，对不同波长的光具有不同的折射率。随着波长增加，屈光介质的折射率会减小，这就是产生色差的原因。黄光聚焦在视网膜时，蓝光聚焦在视网膜前，红光聚焦在视网膜后。长波长光色差为负，短波长光色差为正。眼调节放松时，近红光波长聚焦在视网膜上。2.50D调节时则相反，近蓝、绿光聚焦于视网膜。

如果眼睛对于一个参考波长 λ_0 的等效屈光度为 F_0，而对于一个新的波长 λ 的光的等效屈光度为 F_λ，两者之差即为等效色差屈光度 ΔF_e，即

$$\Delta F_e = F_\lambda - F_0$$

表1-3和表1-4显示了Bennett-Rabbetts模型眼的非调节状态和2.50D调节时的等效色差屈光度。整个可见光谱在眼调节放松时总的色差屈光度接近3.25D，中间谱带 F' 和 C' 之间的色差屈光度约为1.20D。眼睛调节时，色差屈光度增大。该表也显示了主点、入瞳与出瞳的位置。不同波长光的主点、入瞳与出瞳的位置变化较小，在中间谱带，F' 和 C' 之间的差异可以忽略。

表1-3　非调节状态 Bennett-Rabbetts 模型眼的色差

光波谱带		—	F'	d	C'	—
波长/nm		380	480.0	587.6	643.8	780
F_λ/D		62.33	60.85	60	59.70	59.16
主点位置/mm	前	1.51	1.51	1.51	1.51	1.51
	后	1.83	1.82	1.82	1.82	1.82
眼瞳位置/mm	入瞳	3.03	3.04	3.05	3.05	3.05
	出瞳	3.70	3.70	3.70	3.70	3.70
色差屈光度/D	ΔF_e	+2.33	+0.85	0.00	−0.30	−0.84
	ΔK	−1.73	−0.64	0.00	+0.22	+0.63
色差放大率	y_λ/y_0	0.9928	0.9974	1	1.0010	1.0027

表1-4　2.50D 调节时 Bennett-Rabbetts 模型眼的色差

光波谱带		—	F'	d	C'	—
波长/nm		380	480.0	587.6	643.8	780
F_λ/D		65.29	63.75	62.84	62.53	61.96
主点位置/mm	前	1.62	1.62	1.62	1.62	1.62
	后	1.96	1.95	1.95	1.95	1.94
眼瞳位置/mm	入瞳	2.96	2.92	2.93	2.94	2.94
	出瞳	3.56	3.56	3.56	3.56	3.56

光波谱带		—	F'	d	C'	—
色差屈光度/D	ΔF_e	+2.45	+0.90	0.00	−0.32	−0.89
	ΔK	−1.73	−0.68	0.00	+0.24	+0.67
色差放大率	y_λ/y_0	0.9923	0.9972	1	1.0010	1.0027

在活体眼上，F_λ 的值不能直接测量。与之相关并且有临床意义的是在眼的前主点测量色差屈光不正 ΔK，也就是由于色差引起的屈光不正的值。我们会自然地去假设，等效色差屈光度会引起同等大小的符号相反的色差屈光不正，如果由于一个波长 λ 产生屈光度的增加 ΔF_e，即为相应的色差屈光不正值，如 ΔF_e 为+0.30D，那么 ΔK 应为近视−0.30D。但实际上，模型眼屈光长度 k' 是从后主点算起，而后主点的位置受波长变化的影响很小。主点屈光度 K' 等于 n'/k'。

基本的关系 $\Delta K = K' - \Delta F_e$，这对于所有波长仍然有效。而 K' 和 ΔF_e 均受到波长的影响，所以 ΔK 并不等于 $-\Delta F_e$。可推导出：

$$\Delta K = (K'_\lambda - F_\lambda) - (K'_0 - F_0)$$
$$= (F_0 - F_\lambda) + (K'_\lambda - K'_0)$$
$$= -\Delta F_e + (K'_\lambda - K'_0)$$

如果假设后主点的位置是静止的，即 $k'_\lambda = k'_0$，上式可写成：

$$\Delta K = -\Delta F_e + \left(\frac{n'_\lambda - n'_0}{n'_0}\right)K'_0$$

（二）球面像差

宽光束垂直入射透镜时，近轴光线和远轴光线聚焦在光轴上形成若干位置的前后焦点，使物体成像清晰度下降。这种相对于理想像点位置出现的不同程度的偏离，称为球面像差，简称球差。入射点离光轴越远，光线越为偏离，即远轴光线较近轴光线先聚焦，这是球差的典型形式。例如，光线经过会聚透镜折射后形成实像，离光轴越远的光线会聚在离透镜更近的轴上点，这类球差为矫正不足型或者未矫正型。通过某些方法，可以使这种情况发生反转，即边缘区域的光线较近轴区域的光线折射逐渐变弱，远轴光线聚焦在近轴光线后方，此时的球差为矫正过度型。

远调节时，眼的球差为矫正不足型，即边缘光线聚焦于近轴光线之前，详见图1-5；近调节时，减少了未矫正的球差，有时甚至能使球差变为矫正过度型，即边缘光线聚焦于近轴光线之后。

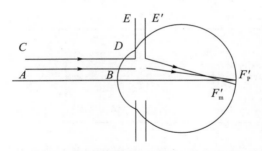

图 1-5　眼球光学系统的球差：矫正不足

角膜形状更接近于椭圆形，而非圆形。角膜周边曲率逐渐变平，有助于减少球差。晶状体通过周边逐渐变平或者屈光指数的变化，可能有助于减少球差。Millodot 和 Sivak 的实验表明晶状体在非调节状态时，对减少球差是没有作用的。眼调节状态时球差的减少，可能是因为晶状体曲率增加时，其前表面周边较中心相对变平。

（三）斜光束像差

当周边物体发出的光线通过瞳孔斜射进入眼球时，不能在视网膜上形成像点，而是形成两条焦线，称为斜光束像差，又称为斜射像散，简称像散。每一个成像光束可分为两个主截面：一个包含光束的主光线和眼的光轴的截面，称为子午面；另一个与之垂直的截面，称为弧矢面。子午光束所形成的影像称为子午像点。子午截面的光线形成与之垂直的焦线，称为子午焦线。弧矢光束所形成的影像称为弧矢像点。弧矢截面的光线形成与之垂直的焦线，称为弧矢焦线。子午像点与弧矢像点的位置差异为像散。眼球光学系统对远物形成的子午焦线和弧矢焦线形成两个曲面，分别称为子午像面和弧矢像面。如图 1-6 所示，子午像面位于视网膜前，弧矢像面位于视网膜后，视网膜上为最小弥散圆形成的曲面。

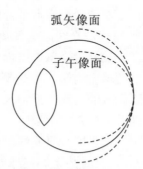

图 1-6　眼球光学系统的子午像面和弧矢像面与视网膜的位置关系：最小弥散圆曲面与视网膜重合

（刘陇黔　颜　月）

14

思考题

1. 请描述人眼屈光系统的组成结构。

2. Gullstrand 一号模型眼中，人眼光学系统由哪几个透镜组成？眼总屈光力是多少？

3. 试述 Emsley 简约眼。

4. 简述视轴与光轴的定义。

第二章 眼部常见症状与体征

第一节 视功能障碍

病变侵犯视器不同的部位可引起不同的临床表现。视功能障碍是眼科疾病最主要的临床表现，因眼球疾病或屈光不正引起的视力减退最为常见，其次是视路传导异常引起的视力低下。在视交叉以前的病变可引起单眼视力异常，在视交叉或视交叉后的病变可引起双眼视力减退。

一、视力减退

（一）突发视力减退

突发视力减退如为单眼发病应先看眼外表现，可能是角膜炎、虹膜炎、急性闭角型青光眼等。如眼外表现正常，可能为玻璃体内出血、视网膜动脉或静脉阻塞、视神经炎。

视力减退为间断性、一过性轻度模糊或黑蒙，持续数秒至数分钟，应考虑视网膜动脉痉挛，颈内动脉或主动脉弓异常。

双眼突然视力低下可能由视神经炎或药物中毒等引起。双眼突然失明并不多见。有时常是一眼先有视力低下，当另一眼突然失明时才发现两眼均不正常。导致一眼突然失明的疾病少有累及双眼的情况。

（二）逐渐视力减退

逐渐视力减退可因眼部疾病如角膜混浊、葡萄膜炎、青光眼、玻璃体混浊、视网膜脱离、黄斑变性等引起。多侵犯单眼，也有累及双眼者。逐渐发生的远视力异常而近视力正常多为近视或近视散光，远视力正常而近视力差者可能为远视、远视散光或老视。较长时期的远近视力都不正常也可能由屈光不正导致。个别人可突然出现老视，多由某些全身疾病或产后体质衰弱引起。上述情况都可配戴合适的眼镜来矫正视力。

视力减退到无光感称为黑蒙，常见于眼球萎缩、绝对期青光眼、视神经萎缩，也可见于视神经炎、中毒或尿毒症引起的皮质盲等疾病。

（三）弱视

视觉发育期内由于单眼斜视、屈光参差、高度屈光不正及形觉剥夺等异常视觉经验引起的单眼或双眼最佳矫正视力低于相应年龄正常儿童，且眼部检查无器质性病变，称为弱视。常见于屈光不正，尤以远视及远视散光多见，也可发生于斜视。个体婴幼儿时期可能因先天性白内障、上睑下垂、角膜白斑等原因遮蔽瞳孔区引起弱视。

（四）伪盲

伪盲是患者谎称单侧或双侧视力高度减退或完全失明，需要进行伪盲试验来确定，"盲眼"在进行客观检查时，一般无任何病征可见，瞳孔直接、间接对光反射都灵敏。

二、视野缺损

视野缺损是因各种眼病引起的视野中普遍的局部的视敏度缺失。

（一）单眼或双眼的视野缺损

单眼或双眼视网膜病、视神经病、脉络膜病、青光眼侵犯单眼时可表现为单眼的视野缺损。患者常感到一部分视野如被幕布遮住。双眼视野缺损表明视交叉或视路有病变，如血管疾病或占位性病变等。双眼受累患者早期常不自觉。

（二）中心或周边视野缺损

中心视野 30°以内范围的病变易被察觉，周边视野缺欠达一定程度才会被察觉。严重者如晚期青光眼及视网膜色素变性可出现管形视野。周边部视野缺损可分为鼻侧、颞侧、上方或下方视野缺损。视网膜中央动脉或静脉的分支阻塞可表现为不同象限、上方或下方的视野缺损。

（三）暗点

暗点是局限性视野缺损而周围正常，多累及单眼。暗点可在中心亦可在周围，其范围和程度依病变的严重与否而异，可见于黄斑变性、中心性浆液性脉络膜视网膜病变、视神经炎等。

（四）偏盲

偏盲累及双眼，有同侧偏盲、双颞侧或双鼻侧偏盲，有1/4 侧偏盲，还有双盲性暗点；多系两眼对称。偏盲表示视交叉或视路的病变，可由血管疾病、颅内占位性病变或外伤所致。

三、色觉异常

（一）色盲

先天性色盲为性染色体连锁遗传，男多于女，双眼视功能正常而辨色力异常。患者常自觉辨色无困难，而在检查时发现。

（二）色视

口服驱虫药（如山道年）导致视物发黄。

四、夜盲

当患有影响视力的眼病而兼有夜盲时，患者常更注意视力低下而忽视夜盲的症状。夜盲常见于视网膜色素变性、视神经病、青光眼及维生素 A 缺乏，也可见于全视网膜光凝后。

五、视物变形

视物变形表现为所看到的物体发生形态的扭曲、变大或变小。

（一）小视症

所看见的物体比实物小。见于黄斑部的病变，视网膜中央区水肿、肿瘤。

（二）大视症

与小视症病因相似。当视细胞因病变被挤在一起时，表现为看见的物体比实物大。

（三）视物扭曲

除小视症与大视症常伴有视物扭曲外，视物扭曲还是视网膜脱离最常见的症状之一。此外，眼底肿瘤与黄斑部水肿也可引起同样症状。无晶体眼配戴高度凸透镜片也有严重视物扭曲现象。

六、皮质盲与知觉盲

（一）皮质盲

双侧枕叶皮质 17 区的视中枢病变可引起皮质盲。患者表现为视觉丧失，但瞳孔对光反射良好。

（二）知觉盲

顶枕裂角回病变可引起知觉盲。患者不能用视觉辨认物体，但仍能用触觉等辨认，同时伴有阅读困难或不能阅读和不能书写。此种异常有高度选择性，如患者可以认数而不认识字母，或只能认识印刷品字体而不能辨认手写的字体。

七、复视

（一）单眼复视

单眼复视少见，是角膜或晶状体混浊而分散光线引起的，以致单个物体在视网膜成像呈两个。患者一般不注意其中一个模糊的影像。

（二）双眼复视

双眼复视为眼肌麻痹的主要症状，表现为视近辐辏异常，视远分开异常。隐性斜视可出现复视。共同性斜视，发生在儿童早期，斜视眼物像被抑制，因而在后来追问不出复视的历史。眼球突出双眼视轴不能集合在一个焦点上也可出现复视。

第二节　疼痛及其他不适

一、眼痛

虹膜睫状体炎重症者眼球深部疼痛，睡眠时加重。青光眼急性高眼压时表现为眼胀痛剧烈，但睡眠时可减轻。屈光不正或老视视疲劳时可有轻度眼胀痛。球后视神经炎可在眼球转动时感到眼球后疼痛。带状疱疹可引起严重的眼球后疼痛，在皮肤出现水疱前数日即发生，只有在皮损出现后才能确诊。老年人可有疱疹后难以忍受的眼球后剧痛。

二、视疲劳

患者在用眼后出现眼部不适，如酸胀、干涩，甚至眼痛，往往与屈光不正、调节异常或双眼视异常有关。

三、头痛

因眼引起的头痛常伴有眼眶痛。屈光不正或戴镜不合适可引起轻度头痛。清晨起来感觉到的头痛不是由于视力疲劳所致。重症急性闭角型青光眼可有超过眼痛的剧烈偏头痛，并伴有恶心、呕吐等症状。严重的单侧偏头痛伴恶心、呕吐提示神经科疾病。头痛在用力时加重，伴呕吐而无恶心提示脑内积水。三叉神经痛发生在神经支配的区域且剧痛难忍。

四、其他

（一）异物感

角膜上皮缺损、异物、结膜炎或角膜炎时，常感到上睑内有异物。无论异物位于何处，都感到异物是在上睑结膜的外侧。

（二）烧灼、干涩及痒

存在轻型非特殊型的眼睑、结膜疾病及屈光不正的个体，视力疲劳都常引起烧灼感。奇痒提示春季结膜炎。

（三）畏光

从黑暗环境进入明亮环境后，患者可感到不适，因强光刺激视网膜引起瞳孔缩小，头痛。先天性无虹膜、白化病等都可导致畏光。

第三节　眼部分泌物异常

一、异常分泌物

有时可以根据分泌物的性质来诊断眼病。黏液脓性分泌物见于链球菌、肺炎球菌等感染引起的结膜炎。因分泌物将睫毛粘在一起，患者晨起时眼睑常粘着难以睁开。脑膜炎或淋病双球菌感染引起的结膜炎，可出现纯脓性分泌物。白色泡沫状分泌物常提示干燥杆菌引起的感染。黏丝状分泌物合并眼角糜烂常提示 Morax-Axenfeld 双杆菌引起的眦部睑缘炎。

二、流泪、泪溢和干眼

（一）流泪

流泪是泪腺反应性分泌增多以致眼泪流到眼外，常见于内翻倒睫、结膜炎、角膜炎、虹膜睫状体炎，也见于结膜、角膜异物或眼球各种损伤。先天性青光眼的患儿因角膜水肿也常有流泪现象。

（二）泪溢

泪溢是泪液排出的通路引流不畅以致泪液流到眼外。婴儿鼻泪道未通，老年人鼻泪管的虹吸作用减退、泪点外翻、眼睑外翻都可引起泪溢。

（三）干眼症

干眼症由泪液分泌过少所致，见于结膜过多的瘢痕形成，如眼烧伤、眼化学伤、沙眼等。

第四节　其他异常

由于眼睛和其他视觉器官位于身体的表浅部位，一些体征常常成为患者就诊的主诉，这些体征如下。

一、红眼

作为患者主诉的"红眼"常见于以下情形：结膜下出血、结膜充血、结膜睫状充血。需正确区分。

二、肿物

眼睑、结膜、角膜，甚至虹膜的新生物往往可被患者直接观察到，成为前来就诊的原因。

三、白瞳征和黄瞳征

白瞳征和黄瞳征表现为瞳孔区变白或变黄，常见于婴幼儿并易被家长发现，可见于晶状体异常，如先天性白内障，也可见于内眼异常，如永存增生性原始玻璃体、Coats病、视网膜母细胞瘤等。

四、其他

眼睑位置的异常（上睑下垂、上睑挛缩）、斜视、眼球位置异常（突眼或眼球凹陷）。

第五节　病史采集和记录

一、病史采集

（一）病史的重要性

对眼视光患者采集详细的病史至关重要。眼视光疾病症状的变化体现了眼病的发生与发展过程，需要有效的问诊才能掌握。它对疾病的诊治、预后的推断起到重要的指导作用。

眼不是孤立的器官。从胚胎发育来讲，它是中枢神经系统的延伸。在解剖上它又与周围的耳、鼻、喉、口腔等器官及颅脑等组织紧密相连。许多内科、儿科、神经科及妇产科疾病都在视器官上有特征性表现。所以问诊时必须注意患者全身状况。只有掌握了患者的全身健康状况，对眼病的诊断治疗才能取得较好的效果。

（二）采集病史

问诊是采集病史的重要手段，是医生通过对患者或相关人员的系统询问获取临床资料的一种采集病史的方法。

为使问诊能有效地完成，临诊时应注意技巧和方法。问诊时态度应诚恳友好，首先进行自我介绍，进行过渡性谈话，了解患者的要求和愿望，以获得患者的信任。一般从主诉开始，逐步深入，有目的、有层次及有顺序地询问。所提问题从简单开始逐渐向患者需要思考和回忆的问题过渡，并对患者不确切的陈述及时核实。问诊时，应避免诱导性提问、逼问和重复提问，同时应避免使用视光学专业术语，如近视、结膜充血、视野缺损等。

问诊时，除询问患者眼部的情况，也应了解其全身的健康状况，判断其与眼部异常有无关系。

二、病史及检查的记录

门诊病史应简明扼要，入院病史应系统详尽。记录内容应包括以下几个方面。

（一）一般资料

一般资料包括姓名、性别、年龄、婚配、职业、民族、籍贯、住址、就诊日期、记录日期、病史陈述者及可靠程度等。记录年龄时应填写实足年龄，不可以用"儿"或"成"代替。

（二）病史

（1）主诉：主要的症状和持续的时间。如两眼均不正常，应先着重询问最近发病之眼，然后为另一眼。记录要简明，要有显著的意向性，尽可能用患者的表述，而不是医生对患者的诊断用语。

（2）现病史：包括发病诱因，眼病症状的变化，病程演变的经过，与全身有关疾病的联系，伴随症状，诊治经过及疗效。对眼病症状的描述要抓住特点，尤应重视视觉功能的变化。同时注意到其他有关的症状。

对于已经矫正的屈光不正，应了解其历史、矫正形式（框架眼镜或接触镜）和矫正过程中所出现的问题，如屈光不正多少年？配镜多久？配镜时是电脑验光还是人工验光？是否每年验光重新配镜？戴镜有何不适？

配戴接触镜应了解配戴镜片的品牌、配戴镜片类型（传统型、频繁更换型或抛弃型）、配戴方式（长戴、日戴）和护理方式。

对于目前尚存的或正在治疗的全身疾病，如高血压、糖尿病等，也应进行询问，并进行记录。

采集病史或进行记录时，应两眼分别进行，右眼在先，左眼在后，以免混淆，以透彻了解现在发病眼的情况。

（3）既往史：应追问双眼的疾病史及与眼病有关的全身疾病史，如高血压、心脏病、肾病、糖尿病、呼吸和消化系统疾病史，外伤手术史和传染病史。

（4）个人史：了解个人生活习惯对一些眼病的诊断极为重要，如烟毒性弱视的患者往往有烟酒的嗜好。另外，对患者移居或停留的地方的了解，对某些地方性眼病的诊断和预后也有帮助。例如，有食生猪肉的历史有助于对猪囊虫的诊断，在肺吸虫发生的地区可出现眼眶肺吸虫病，在非洲刚果、贝宁一带有由盘尾丝虫引起的河盲症。

（5）家族史：遗传性疾病及先天性疾病在眼病的诊疗中日益受到重视。应询问患者有无近亲结婚史。家族中亲属有无与患者相似的疾病。患者在母体中时母亲是否患有疾病，如风疹和性病。

（三）检查记录

应按检查的顺序完整记录所有的眼部检查结果，不能遗漏。尤其是重要的阳性体征和阴性体征。两眼分别进行，先右眼，后左眼。门诊记录每次首先应有视力记录。表格式病历应逐项填写，非表格式病历应按解剖部位从前向后分别记录。

（郭　波　魏　红）

思考题

1. 眼部常见症状有哪些？
2. 视功能障碍包括哪几种类型？
3. 简述不同类型的视功能障碍可能是由哪些原因引起的。

第三章　眼部检查

第一节　外眼检查

在检查前，先听取患者主诉，询问现病史、即往史及家族史等。同时检查患者意识、态度、表情及身体的一般情况，然后检查视力和眼部情况。检查时必须两眼互相比较，由外向内有顺序地细心而轻巧地进行检查，才不会遗漏重要体征，得到全面详细的资料，从而得出正确的诊断。但是与做其他工作一样，检查眼部时也应该按具体情况具体对待。对有穿透伤和严重角膜溃疡的眼球，切忌压迫眼球（如翻眼睑等），否则将造成更大损伤，或眼球穿孔。对眼部疼痛较剧烈的，可滴 0.5%~1.0%丁卡因 1~3 次进行表面麻醉，在无痛的情况下再行检查。对患儿应先做好说服工作，取得合作后检查。但在一般情况下患儿不易配合，其检查方法另行详细阐述。检查外眼时，医生应与患者相对而坐，借自然光线对患者进行望诊与触诊。必要时尚可利用集合光线或裂隙灯开展检查。检查可为诊断收集客观资料，所以必须认识眼组织各部的正常状态，才能确定其有无病理改变。

外眼检查的注意事项：

（1）注意患者身体一般情况。

（2）注意患者头部位置是否有偏斜。初起的眼外肌麻痹患者，为了避免复视，常将头倾斜，眼球转向一侧视物。

（3）注意患者面部是否对称，额纹是否正常，有无面肌与知觉麻痹，有无皮肤病与疱疹等。亦应注意眉的位置，眉毛的多寡及颜色等。

一、眼眶检查

（一）正常眼眶形态

眼眶为左右对称的两个四棱锥状骨腔。前缘骨质钝圆稍隆起，可通过眼睑皮肤触知。通过触诊除可触知眶缘外，还可触知其附近的一些结构。

眶上切迹：位于眶上缘内 1/3 和外 2/3 交接处。

滑车窝：为眶内、上缘交接处的圆形凹陷。

泪囊窝：为眶内下缘后方的卵圆形浅窝。

（二）检查内容

检查两侧眼眶的形状大小是否对称，眶缘有无突起、凹陷与触痛，骨膜是否增厚，眶压是否增高。具体方法：让患者端坐，轻闭双眼，医生以两手拇指分别放在两眼上睑中部，其余四指固定在患者双侧颞额部。双手拇指将眼球轻轻向后压入眼眶，根据手指所感觉抵抗力的大小，了解眶内压的高低。

如怀疑眶内有血管瘤、动静脉血管瘘或静脉曲张，应行听诊和压迫眼球检查，或请患者仰头或低头俯视，以观察眼球突出度的改变。必要时以小指沿眶缘伸入眶内触诊，检查有无肿块存在。

二、眼睑检查

（一）正常眼睑形态

眼睑分为上、下睑及其之间的结合部内、外眦。上、下睑之间的开口称为睑裂。上、下睑睑缘各有 2~3 排睫毛向前生长。

睑裂平均长度为 28mm，高度为 7.5mm。睁眼时，正常上睑覆盖角膜 1~2mm，下睑与角膜下缘等高。

内眦角呈钝圆的马蹄形，与眼球之间有泪湖相隔。泪湖内侧有一椭圆形的肉样隆起，为泪阜。泪湖外侧为一半月形红色皱襞，称为半月皱襞。

上、下睑的游离缘称为睑缘，厚约 2mm，睑缘的前缘钝圆，以皮肤为界，后缘呈直角，以睑结膜为界，与眼球相贴。前、后缘之间有一浅灰色的线条，称为灰线。灰线后方有一行排列整齐的开口，为睑板腺开口。

（二）检查内容

眼睑的检查可通过视诊得到。对于细微的病变，可借助放大镜或裂隙灯、检眼镜进行观察。睑裂的大小和上睑运动的幅度可通过直尺测量。

（1）位置：有无上睑下垂，睑外翻与内翻，睑裂大小等。

（2）皮肤：有无颜色改变，瘢痕、水肿、发炎、溃疡与疣瘤等。

（3）运动：有无麻痹与痉挛现象。

（4）睑缘：有无充血、鳞屑、黄痂、溃疡、出血。睫毛的位置、方向、排列与多寡及颜色是否正常。睑板腺开口有无阻塞及其他异常现象。对睑板腺与睑缘应详查有无肿块及触痛。

（三）眼睑异常表现

常见眼睑的异常表现有以下情形。

（1）眼睑位置和睑裂异常。

（2）睑缘位置异常。

（3）眼睑皮肤红肿、有硬结。

（4）眼睑肿物。

三、泪器检查

（一）正常泪器的位置与形态

泪器分为分泌部和排泄部。

1. 分泌部

分泌部即泪腺，包括泪腺和副泪腺。主泪腺位于眼眶外上方泪腺凹内。正常情况下不易触及。副泪腺位于外上方穹窿结膜下。

2. 排泄部

排泄部分包括以下结构。

（1）泪小点：上、下睑后缘，距内眦约 6mm 处，有一圆形隆起，称为泪乳头，其上各有一圆形小孔，即为泪小点。泪小点开口朝上朝后。为泪道的起始部位。

（2）泪小管：为连接泪小点和泪囊的小管。

（3）泪囊区：上部位于内眦韧带深部，下部位于内眦韧带后下方。

（4）鼻泪管：为泪囊通向鼻腔的延续部分。

（二）检查内容

1. 分泌部检查

（1）泪腺：可从眼眶外上方皮肤处向泪腺凹处触诊有无肿块、压痛。

（2）副泪腺：嘱患者向内下方看，医生将患者的上穹窿结膜暴露后，进一步将眼睑向外上方提起，此时副泪腺较易暴露，呈黄色小颗粒状，查明有无肿块、增大、压痛。

2. 排泄部检查

（1）泪小点：位置是否异常，有无肿胀、充血、压痛，上下泪小点是否存在，有无瘢痕及异物。

（2）泪小管：有无肿胀、压痛。试压泪小管，有无分泌物由泪小点排出，必要时行泪道冲洗，检查其是否通畅（详见冲洗泪道法）。

（3）泪囊区：有无红肿、波动或肿块、溃疡、瘘管等，指压泪囊区有无脓性、黏液性或黏液脓性分泌物从泪小点流入结膜囊，或从鼻腔内流出（如有急性泪囊炎忌挤压）。

（4）鼻泪管：有无阻塞、变窄，如有怀疑，可行荧光素、红汞滴入试验，必要时行泪道冲洗。

3. 泪道检查

（1）荧光素、红汞滴入试验法：以 2％荧光素或 1％红汞滴入结膜囊内，5 分钟后观察鼻腔，如有红色或绿色液体流出（亦可先在下鼻道放入吸水棉片一块，棉片上如有红色或绿色液体），说明鼻泪管通畅；否则表明鼻泪管阻塞或有慢性泪囊炎。

（2）泪道冲洗法：先滴 0.5％丁卡因于眼内，然后用 2ml 注射器内盛 0.9％氯化钠注射液（生理盐水），将冲洗泪道的针头套接于注射器上。先将下泪点用圆锥形泪点扩张器扩大（一般仅在泪小点特别小时使用），然后将泪道冲洗针头由下泪点垂直插入约 1mm 后，立即转向鼻侧，在水平方向将冲洗针头轻轻插入泪囊内，并将注射器内的生理盐水缓缓注入。若鼻泪管通畅，则水即由鼻腔流出；如鼻泪管狭窄，则仅有少许生理盐水流出，部分生理盐水从上泪点流出；如鼻泪管完全阻塞，则生理盐水均由上泪点流出。如洗出液内含有黏液性或脓性分泌物则为泪囊炎。如泪小管阻塞，生理盐水将由原泪小点返出。

（3）泪道探查法：先滴 0.5％丁卡因于结膜囊内，然后用泪点扩张器扩张下泪点，用探针（探针可选第 1 号至第 8 号）垂直插入泪点约 1mm，再转向鼻侧于水平方向经泪小管达泪囊内壁，探针前端有触及骨质的感觉时，将探针再转向垂直方向，向下微向后外缓缓插入鼻泪管直达鼻腔。插探针时顺管壁而下，如有强硬阻力感不可用力过度，以免穿破管壁造成假道。

（4）泪道碘油 X 线造影法：先取碘化油（40％）0.5ml 置于注射器内（如无碘化油可用 10％明胶硫酸钡乳剂代替）。结膜囊内滴 0.5％丁卡因。在检查侧下鼻道前部塞入消毒棉球，如患者有慢性泪囊炎，则须先压出泪囊分泌物，然后按泪道冲洗法将碘化油注入泪囊内。注射后须将结膜囊内和面部的碘化油拭去，立即进行 X 线摄影。然后再用生理盐水洗去泪囊内的碘化油或钡剂。注入碘化剂后，造影剂迅速充满泪道，各部分的影像应与正常解剖相符合，否则即考虑病变。

4. 泪液分泌测量

泪液分泌测量常用滤纸法，先准备滤纸一条，长 3.5cm，宽 0.5cm，一端折成直角形。以其折端放入下结膜囊中部略偏内眦侧，放置 5 分钟。患者保持眼睁开，眼球略向颞侧注视。如两眼同时测量，可将滤纸条挂在外眦角附近的下眼睑穹窿部。嘱患者两眼睁开向上注视，保持 5 分钟。滤纸条不能触及角膜。5 分钟后取下纸条测量泪液润湿纸条长度。正常人平均为 15mm，女性较男性泪液分泌多，润湿长度可达 20mm，男性则为 15mm。

（三）泪器异常表现

泪器异常常有以下表现：
（1）泪溢和流泪。
（2）干眼。
（3）泪囊区红肿。
（4）泪腺肿块。

四、结膜检查

(一) 正常结膜形态

结膜为覆盖眼睑后面和眼球前面的透明薄层黏膜,可分为睑结膜、球结膜和两者之间的穹窿结膜。睑结膜距睑缘 3mm 处,有一浅沟,为睑板下沟。球结膜可分为距角膜缘 3mm 以内的角膜缘部和巩膜部。穹窿部结膜形成许多皱褶,便于眼球运动,其中有副泪腺。

(二) 检查方法

1. 球结膜检查法

用拇、食二指将患者上、下眼睑分开,让患者往上看可见全部球结膜。

2. 上睑结膜检查法

(1) 单手法:为最常用的方法。用一手拇、食二指挟持上睑皮肤的中部,拉眼睑向前,同时请患者往下看。再将拇、食二指迅速转动,则上睑翻转向外。最后将上睑用拇指固定于眶的上缘。

(2) 双手法:以一手拇、食指挟持近睑缘的皮肤,拉眼睑向前,以另一手食指尖压睑板上缘往下,同时挟持眼睑皮肤的手指提眼睑向上,则上睑翻转向外。最后仍以拇指将上睑固定于眶的上缘。

3. 上穹窿结膜检查法

上睑翻转固定于眶上缘后,用另一手的拇指推下睑向上遮盖角膜,然后轻压眼球向后向上。同时让患者向下看,则眶内脂肪组织被推向前,上穹窿结膜完全露出(有角膜溃疡者禁用此法)。

4. 下睑结膜及下穹窿结膜检查法

以一手拇指或食指在下睑中央部睑缘稍下方轻轻往下牵引下睑,同时请患者向上看,下睑结膜就可以完全暴露了。暴露下穹窿部时须嘱患者尽量向上看,检查者尽量将下睑往下牵引。

(三) 检查内容

(1) 检查睑结膜时注意有无充血,血管是否清楚,有无乳头、滤泡增生,瘢痕、溃疡、结石或肉芽组织增生等;上睑板下沟有无异物存留。

(2) 检查球结膜时,注意有无出血、充血(注意与睫状充血鉴别)、色素或银质沉着,并注意有无异物、水肿、干燥、滤泡、结节、溃疡、睑裂斑、翼状胬肉、淋巴管扩张或肿瘤等。

(3) 检查穹窿结膜时,注意结膜囊的深浅,有无睑球粘连。

(4) 半月皱襞,注意有无色素痣或肿瘤。

（四）结膜异常表现

（1）充血、水肿。
（2）滤泡和乳头增生。
（3）异常增生物。

五、眼球检查

（一）正常眼球形态

眼球近似球形，位于眼眶前部正中。前部暴露于空气中，有眼睑保护。正常眼球向前平视时，突出于外侧眶缘 12～14mm。两侧眼球基本对称。

眼球前方角膜中点称为眼球前极，后部巩膜中心点称为后极，沿着眼球表面连接前后极之间的弧线称为子午线，各条子午线中点的连线为眼球的解剖学赤道部。

眼球借助六条眼外肌可向不同的方向运动。

（二）检查内容

注意眼球的大小、形状。注意检查眼球有无突出，记明突出的方向。注意眼球运动情况、位置有无偏斜及震颤。如有偏斜，应测量斜度（详见斜视角测量法）。测量眼球突出度有两种测量方法。

1. 普通尺测量法

将一塑料或有机玻璃的透明直尺垂直放于眼眶的颞侧。请患者向前直视，检查者从侧面观察，视线与角膜顶点平行，由角膜顶点读相对应水平直尺上的刻度数，即眼球突出度数。

2. 眼球突出计测量法

将 Hertel 氏眼球突出计平放在两眼前，突出计两侧的小凹固定在两颞侧眶缘。请患者向前平视，则角膜顶点反射在一斜置的小镜内，由正前方观察，可见到反射于镜内尺度上角膜顶点的位置。镜中角膜顶点相对应尺度上的读数，即眼球突出的度数（正常人眼球突出度平均为 13.5mm，且两眼相差小于 2mm）。测量时，应记录两眼突出的度数，两侧眶缘的距离，以作为再检查的根据。

（三）眼球异常表现

（1）眼球大小的异常。
（2）眼球位置的异常。
（3）眼球运动的异常。

六、眼肌功能检查

（一）正常眼外肌的功能

眼球的运动依赖六条不同的眼外肌的配合。

正常眼球运动的范围：向颞侧时，角膜外缘可达外眦处；向鼻侧时，瞳孔内缘可与上下泪点连接成一直线；向上时，瞳孔上缘可被上睑遮盖；向下时，瞳孔一半被下睑遮盖。

（二）眼外肌功能检查：诊断眼位检查法

以手指或一视标放在患者眼前，嘱其两眼同时注视而头不动；当视标移动时两眼须随其移动。①将视标向患者右侧和左侧移动，以测定右眼外直肌、左眼内直肌，以及左眼外直肌及右眼内直肌的功能；②将视标向右上方移动，以测定右眼上直肌和左眼下斜肌的功能；③将视标向右下方移动，以测定右眼下直肌和左眼上斜肌的功能；④将视标向左上方移动，以测定左眼上直肌和右眼下斜肌功能；⑤再将视标向左下方移动，以测定左眼下直肌和右眼上斜肌功能。此法在检查每一条眼外肌功能时有重大意义。

遮盖一眼，双眼分别检查，则检查结果为单眼运动。单眼运动检查眼向内、外、上和下方的运动。

双眼运动和单眼运动分别检查的意义在于：共同性斜视在双眼运动时可出现假性眼外直肌运动异常，但单眼运动时正常。

对于有垂直肌肉麻痹的患者，可用 Parks 三步法判断麻痹的眼外肌（详见《临床视光学》）。

（三）复视检查法

在用诊断眼位检查法判断麻痹肌肉较困难时，对于后天性麻痹性斜视有复视的患者，可用复视检查法，即用一定的镜片分离双眼，再根据诊断眼位检查法判断麻痹的肌肉。

1. 红玻璃检查法

此种检查需在暗室中进行。被检者的头部固定，嘱被检者注视光源时切勿转动头部，只能转动眼球。检查者与被检者相距 1m，让被检者手持红玻片于患眼前。检查者则手持长形灯管，保持垂直正中位，询问被检者有无复像出现。如有复视，即被检者可见一白色像及另一红色像，白色像为真像，红色像为假像。如有两个光，则问被检者红色光与白色光的距离，以及相互关系，以明确为交叉性复视或同侧性复视。将光源向左右移动，检查是否有复像、假像与真像之间的距离及倾斜的变化，若眼向麻痹肌作用的方向转动则复像与真像的距离增加；再检查上方、左上方、右上方、下方、左下方、右下方，将复像的距离、倾斜情况描绘在记录纸上，进行分析。通常眼上直肌、内直肌、下直肌麻痹时，出现交叉性复视；眼外直肌及上斜肌、下斜肌麻痹时，出现同侧性复视；水平运动肌麻痹时则真、假像无高低之差；垂直运动肌麻痹，则产生高低差及倾斜。故应该注意高低差最显著的地方及倾斜角最大的地方。通常作用于眼球上、下转动的肌肉麻痹，高低差最大；作用于眼球旋转的肌肉麻痹，倾斜度最大。借此可知上直肌、下直肌和上斜肌、下斜肌是否麻痹。前者为交叉性复视，而后者为同侧性复视，故易鉴别。如果复像出现不规则，可能为多条眼外肌麻痹。

2. 红绿眼镜投影试验法

被检者在暗室中坐于平面视野计前，头部固定于颌架上，戴红绿眼镜，将红色镜片置于右眼前，绿色镜片置于左眼前。用红光点投射于视野屏中心点，此时被检者只能用右眼见到光点，而成注视眼。左眼因戴绿色镜片，故不能看见。由于左眼不能见，可在镜片后发生斜视现象，其原理与应用遮盖法相同。再用绿色光点投射于视野屏上，直到左眼能看到绿色点为止，即为左眼的偏斜度，记录之。右眼则仍只能看见中央红点，而中央红点和偏斜的绿色点位置的差异，即为复视的度数。试验时可嘱被检者手持绿色光点投照器，并嘱其将绿色光点投在红色光点上。如有复视，则不能达此目的，而势必投影到其所看见的绿色点位置上去，即为其复像位置。

（四）斜视角检查法

1. 角膜映光点测量法

检查者手持手电筒，在被检者两眼正前方约 30cm 处，嘱其注视灯光，检查者由正前方观察灯光在被检者角膜上映光点的位置。如为正位眼，则映光点在两眼瞳孔正中央。否则，映光点偏于瞳孔一侧。根据映光点的偏位，估测斜视的度数。映光点在瞳孔缘者，斜视约为 15°；映光点在瞳孔缘及角膜缘之间者，斜视为 25°～30°；映光点正在角膜缘者，斜视约为 45°。

2. 直接测量法（用于内斜视或外斜视）

首先遮盖健眼，让斜眼注视，将一小尺置于斜眼下睑之下与睑缘平行，斜眼的角膜缘（或瞳孔中心）对准尺上 0 处；其次打开健眼，双眼向前直视，此时斜眼显示偏斜。斜眼角膜缘（或瞳孔中心）的移位即表示斜眼的角度，每毫米的移位大致相当于 7° 斜视度。

3. 视野计测量法

先将健眼遮盖，使斜眼向前直视，视野计的中心正对斜眼，然后打开健眼，让患者直视 5m 距离的目标，以点状光源沿弧移动，至映光点正落在斜眼瞳孔中央为止，弧上的度数即为视远时的斜视度。

（五）隐斜检查法

1. Maddox 杆检查法

此种检查须在暗室中进行，让患者戴试镜架，将 Maddox 杆（马氏杆）横放在右眼前的试镜架上。先遮盖左眼，使患者通过 Maddox 杆，向前观看 6m 远的灯光，则见一条垂直的亮线，再将被遮盖的左眼打开，同时向前观看。如为正位眼，此时所见的是一灯光中心与垂直光线恰巧重叠，亮线穿过灯光中央。如果垂直亮线在灯光中心的右侧

（即为 Maddox 杆的同侧），称为同侧性复视，患者为内隐斜。反之，垂直亮线在灯光中心的左侧，称为交叉性复视，即为外隐斜。然后在左眼前加棱镜，底端向外或向内，使垂直亮线由灯光中心处穿过，所用棱镜的度数，即内隐斜或外隐斜度数，后将 Maddox 杆垂直加于一眼的试镜架上，可见一横形亮线，如横亮线从灯光正中穿过，则无上转隐斜；若在灯光的上方出现横亮线，则未放 Maddox 杆的眼为上转隐斜；若在灯光的下方出现横亮线，则放置 Maddox 杆的眼为上转隐斜。

2．Maddox 正切尺检查法

此尺为"+"字形木架。其上有两行数字，大字供 5m 距离检查用，小字供 1m 距离检查用，水平部分供检查内外隐斜用；垂直部分供检查上隐斜用。患者在暗室中坐在正切尺对面 1m 或 5m 距离，两眼注视中央小灯。在一眼之前放一片红色 Maddox 杆，Maddox 杆方向取水平位可产生垂直光条（红色），当另一眼注视中央灯光时，主诉红色光条位于正切尺的哪一刻度上，即为内外隐斜度数。Maddox 杆方向取垂直位时，可测上下隐斜。

3．隐斜计检查法

隐斜计在眼科临床被普遍采用，由 Stevens 隐斜计、Maddox 杆镜片和旋转棱镜组成。既可测隐斜，又可测隐斜的棱镜度数。此检查在暗室中进行。患者坐在隐斜计后，调节隐斜计高度和瞳孔距离，并嘱被检者向前注视。远距离检查时，灯光置于眼前 6m 处。近距离检查时，灯光置于眼前 33cm 处。首先检查远距离有无隐斜，其次检查近距离有无隐斜。旋转棱镜至亮线正通过小灯为止。所测出的棱镜度即为隐斜度。棱镜基底向内时，为外隐斜度。棱镜基底向外时，为内隐斜度数。

（六）同视机检查

同视机为检查双眼单视功能及治疗弱视、隐斜等的器械。它装有自动闪光及后像装置。检查时被检者坐在仪器前，调整至合适的位置，双眼各自同时从镜筒注视不同的图片，并从不同的角度检查双眼的融像力，以及是否有双眼单视及隐斜，其偏斜度可直接从仪器上安装的刻度尺读出。

融像力（或融像范围）检查：融像力是衡量隐斜是否能完全代偿的重要指标，因此在确定隐斜后必须进一步测定双眼单视功能。检查的工具很多，常用的有棱镜、隐斜计、同视机等。

（七）眼肌功能异常表现

（1）功能不足或麻痹。
（2）功能过强或痉挛。

第二节　眼前节检查

眼前节为位于眼球前部的组织结构，包括角膜、巩膜、前房、虹膜、瞳孔和晶状体。在良好照明的情况下，可直接观察以上组织。但细微的病变必须使用放大镜或裂隙灯显微镜进行检查。

一、角膜和巩膜检查

（一）正常角膜和巩膜形态

正常的角膜透明、表面光滑无血管，弯曲度比巩膜大。从前面观察为横椭圆形，横径为 11mm，纵径为 10mm。检查、记录角膜病变常用钟点法。

巩膜为瓷白色，前部通过透明的结膜可直接观察到。老年人的巩膜常有脂肪沉着而呈淡黄色。距角膜缘 3mm 处有睫状血管进入巩膜，此处常有色素沉着。

角膜和巩膜有一灰色的移行区域，为角膜缘。

（二）角膜的检查内容

注意角膜的大小、形状，弯曲度扁平或突出，如有突出，属于哪种（角膜葡萄肿、角膜膨胀、圆锥形角膜或球形角膜）。角膜的知觉反应是否正常（详见角膜感觉检查），有无凸凹不平、损伤或异物等。有无不透明体，如有不透明体，应鉴别为瘢痕组织或为浸润。可以 2% 荧光素滴于结膜囊内，数分钟后用生理盐水冲洗，如为浸润或溃疡则染有绿色，瘢痕则不着色。最后注意角膜的厚度，变厚者可能由上皮细胞或组织增生所致。薄者多为炎症与变性的结果。

检查角膜时，以斜照的聚焦光线为宜，同时用放大镜或裂隙灯显微镜辅助检查。临床角膜检查包括以下三个方面的内容。

1. 角膜感觉检查

将一小块棉片搓成尖形，从被检者眼的侧面，用其尖端轻触角膜表面。当触到角膜时，会出现瞬目反射，如果反射迟钝，即表示感觉减退；如果角膜感觉麻痹，触后则无任何反应。

2. 角膜弯曲度和不规则散光测定

（1）角膜散光计检查法。

其原则是将两个不同物像（长方形、阶梯形格），用两个三棱镜变成双像，并用望远镜观察两个物像的关系，用来测量角膜各径线的弯曲度，以判断角膜有无散光及散光的程度。但由于其不能测量眼的整个屈光状态，故其临床应用受到一定限制。

（2）角膜镜检查法。

角膜镜主要用于检查不规则散光。角膜镜是一有柄的圆形盘，中央有一小孔，盘面绘有黑白相间的圆形环。被检者与检查者对坐，检查者持角膜镜，将镜面的环形影投射于角膜上，然后从小孔中窥视，见角膜上环形影为圆形环即无散光；若环形影均呈椭圆形则为规则性散光；若环形影呈不规则状则为不规则散光。

亦可用缩小的角膜镜装入检眼镜灯前，用 +13.00D 镜片观察角膜。

3．角膜直径检查

（1）直接标尺测量法。

用透明标尺夹于两片各+2.00D 的镜片之间，放在被检者眼前的镜架上，检查者可在 25cm 距离处观察角膜大小与标尺读数。

（2）角膜测量器检查法。

角膜测量器为一 28cm 长筒，一端有标尺，管中部有+10.00D 的透镜；另一端有观察小孔（如用望远镜观察，则凸透镜应移至标尺一端，放在角膜前 5cm 处），其检查结果较可靠。

（三）巩膜的检查内容

巩膜色白，位于球结膜下，在血管穿过巩膜处，有时有黑色的色素点。检查时应注意其厚薄、颜色、弯度有否改变，有无充血、压痛，有无外伤穿孔。

（四）角膜、巩膜异常表现

（1）角膜上皮脱落。
（2）角膜炎性浸润和溃疡。
（3）角膜瘢痕：云翳、斑翳和白斑。
（4）角膜突出。
（5）角膜血管翳和新生血管。
（6）巩膜充血。
（7）巩膜黄染。

二、前房和房水、虹膜检查

（一）正常前房形态

前房为角膜、虹膜和晶状体之间的腔室。正常前房中央部深约 2.5mm，其间充满透明液体，即房水。周边部为前房角。

（二）前房和房水的检查内容

检查时应注意前房深度较正常人变深或变浅，前房液有无混浊、积脓、积血与异物等，有无角膜后沉着物。房水为透明液体，主要成分为水。房水含量为 0.25~0.3ml。

（三）前房和房水的异常表现

（1）前房深度异常。
（2）房水浑浊。
（3）前房积血和积脓。
（4）角膜后沉着物。

三、虹膜检查

（一）正常虹膜形态

虹膜为脉络膜的前部，位于晶状体的前方。中央有一圆孔，称为瞳孔。虹膜的颜色依据人种而有不同，白种人为浅黄色或浅蓝色，有色人种为棕褐色。

虹膜前面距瞳孔缘约 1.5mm 处，有一隆起的环行条纹，即虹膜小环，以此把虹膜分为外侧的睫状区和内侧的瞳孔区。虹膜小环附近有许多小凹，为虹膜小窝。睫状区周边部也有许多小窝。虹膜周边部有与角膜缘呈同心排列的皱襞。虹膜小窝和皱襞构成虹膜表面特有的外观，称为虹膜纹理。瞳孔缘常有花边状的色素环。

（二）检查内容

虹膜构造细致，轻微的改变往往易被忽视，故检查时应在暗室用裂隙灯详细检查。检查时应注意纹理是否清楚，光泽是否失去，颜色有无改变（炎症者呈泥土色，萎缩者呈灰棕色）；有无色素痣、瞳孔缘色素外翻、色素瘤与异物等；有无前粘连、后粘连、虹膜膨胀、虹膜震颤、虹膜根部裂离等。

（三）虹膜异常表现

（1）虹膜纹理紊乱。
（2）虹膜结节。
（3）虹膜前、后粘连。

四、瞳孔检查

（一）正常瞳孔形态

瞳孔为位于虹膜中央偏鼻侧下方的开孔，呈圆形。正常瞳孔直径为 2~4mm。

（二）一般检查内容

通常检查瞳孔可用弥散或聚焦光照射。检查时应注意其大小、形状、位置，双侧是否对称。检查瞳孔大小时，可用瞳孔计测量，将瞳孔计放在外眦部与被检者瞳孔相比较，记录相等瞳孔的大小；亦可用瞳孔测量仪进行测量。瞳孔小于 2mm，称小瞳孔，可为先天性，也可为后天药物性或由虹膜病变引起；先天性小瞳孔缺乏瞳孔扩大肌，虹膜病变则对光反射消失或迟钝，瞳孔边缘不整齐或有后粘连。此外，远视眼的瞳孔小于近视眼的瞳孔。老年人和幼儿的瞳孔比青年人的小。瞳孔直径大于 4mm 者可能为病理性瞳孔散大，多见于外伤、青光眼、颈交感神经兴奋、动眼神经麻痹及药物性瞳孔散大。发现瞳孔双侧不等时，应注意检查是生理性的还是病理性的，如为生理性的则双侧对光反射相等，如为病理性的则应区别是眼球本身病变，还是中枢神经或动眼神经的病变。

（三）对光反射及集合、调节反应的检查

1. 对光反射检查

瞳孔对光反射不仅可以反映眼球内部的情况，也可反映中枢神经系统的病变。检查对光反射有直接测量法及间接测量法。

（1）直接测量法：让患者双眼直视前方，用聚焦灯光分别照射双侧瞳孔，注意双侧瞳孔缩小的速度是否相等。撤去光照射后瞳孔是否立刻扩大。正常人双侧瞳孔对光反射缩小及扩大发生在同时，且程度相等；否则属于病理现象。

（2）间接测量法：让患者向前直视，将聚焦灯光照射于一侧瞳孔，注意对侧瞳孔是否同时缩小。如果患者一眼失明，聚焦灯光照射于健眼瞳孔时，健眼瞳孔立即缩小，对侧眼瞳孔亦同时缩小；反之，聚焦灯光照射失明眼时，健眼瞳孔则无反应。

2. 调节、集合反应检查

让患者向前直视一远距离目标，然后将物体置于眼前让患者迅速注视近距离目标。正常情况下，双侧瞳孔立即缩小，这种情况被称为调节、集合反应。在阿—罗（Argyll—Robertson）瞳孔时，调节、集合反应存在，但直接及间接对光反射消失。如直接对光反射、间接对光反射及调节、集合反应均消失，则称强直性瞳孔。

（四）麻痹性瞳孔缩小（交感神经麻痹）药物试验

交感神经麻痹可使瞳孔缩小，上睑稍下垂，睑裂纵径缩短，可用可卡因、肾上腺素、疼痛试验测定交感神经损害的部位。

五、晶状体检查

（一）正常晶状体形态

晶状体为双凸、有弹性的透明结构，位于虹膜之后。其前面正中心为前极，后面正中心为后极。前后面相接处为赤道部。晶状体厚度为4~5mm，直径为9~10mm。周边部借晶状体悬韧带与睫状体的冠部固定。

（二）检查内容

一般用斜照法检查，必要时散瞳再用裂隙灯显微镜检查。检查时应注意下列内容。
（1）晶状体是否存在。
（2）位置是否正常，是否有半脱位或全脱位。
（3）检查晶状体有无混浊。如有，注意其形状及部位。注意有无虹膜阴影。检查到晶状体混浊时，应注意与老年性核硬化时瞳孔区所显示的灰黄色或轮状反射相鉴别。检查前，可滴散瞳剂（0.5%托品卡胺），将瞳孔散大，便于彻底检查。仔细检查晶状体的周边部，以排除初期老年性白内障改变。

为了观察晶状体是否完全混浊，可行虹膜投影检查。用聚焦光线以 45°斜照入眼，在照射侧，虹膜所造成的阴影可投射到晶状体上，如果混浊位于前囊下，则不显示虹膜阴影。如果位于皮质层，则有狭窄的半月形虹膜阴影。若混浊位于皮质深层而浅层透明时，则出现较宽的半月形虹膜阴影。

（4）晶状体半脱位的检查。先检查前房各部分的深浅和有无虹膜震颤，然后散瞳。用聚焦光线照射时，可见在极度散大的瞳孔缘内有灰白色圆形的边缘，以及稍呈锯齿状的晶状体赤道部。如怀疑为全脱位，可用晶状体映像法（Purkinje-Sanson 法）检查。将患者带到暗室，检查者手持一灯光，放在被检者眼的侧方 30°斜照入眼，检查者面对被检者，可在其瞳孔区内见到灯光的影像。正常人可见到 3 个灯光像，即由角膜面形成的一个直立的虚像，晶状体后囊凹面形成的小的倒立的像，以及由晶状体前囊形成的暗而较大的直立的像。如仅看到一个直立中等大的虚像，则表示无晶状体。

（三）晶状体异常表现

（1）晶状体位置的异常。
（2）晶状体浑浊。

第三节　眼后部检查

眼后部检查的内容包括玻璃体、视网膜、视神经乳头与脉络膜。此项检查，必须用检眼镜在暗室内进行。通常在未扩瞳时先通过小瞳孔检查视神经乳头杯盘比（C/D）情况，或先测量眼压，以了解有无青光眼现象。然后，以 5％去氧肾上腺素（新福林）或 0.5％托品卡胺扩瞳，做进一步检查。患有闭角型青光眼者，忌用扩瞳药。

一、直接检眼镜检查法

（一）直接检眼镜的构造

在手柄内装有小短弧灯泡，其发出的光线经过一凸透镜集合成为较强的光线，然后经过一三棱镜将光线反射进入患者的眼内。医生由三棱镜上端的孔窥视，为了看清近视与远视者的眼底，在对窥视孔装置一组凸透镜和凹透镜，其度数为 1.00～20.00D。检查时医生可用手指拨动转盘，则镜片即可按所需要的度数转到窥视孔内将物像放大 16 倍。

（二）检查方法

被检者取坐位或仰卧位均可。在检查过程中，请被检者双眼向前平视。检查者用右眼检查被检者右眼，可以站立于被检者右侧，右手持检眼镜，左手轻放在被检者前额，拇指将被检者上睑轻轻提起；或用左眼检查被检者的左眼，左手持检眼镜，右手置于被检者前额，拇指协助被检者轻提左上睑。

检查时，将检眼镜的窥视孔内透镜轮盘转到"0"D。在33cm（1尺）处将光投射入被检者眼内，如眼的屈光间质正常，无不透明体，则光由眼底经瞳孔反出，见瞳孔为橘红色反光区；若屈光间质内有不透明体正对瞳孔区时，则见橘红色反光区内有暗点；随即请被检者转动眼球，若见暗点随眼球移动而移动，则知不透明体在瞳孔之前；若向相反的方向移动，则知不透明体在瞳孔之后；如位置不变，则知正在瞳孔区。如不透明体在瞳孔区与瞳孔之前，应用锤形灯检查。如在瞳孔之后玻璃体深部，应将检眼镜置于患眼前10～20cm处，并加+8.00～+12.00D凸透镜，以观察玻璃体内混浊物的颜色、大小、形状与构造，这种检查方法称透照法。然后将检眼镜逐渐向被检查的眼移动至距离为3.0～3.5cm，使光线进入被检者的瞳孔内。为了弥补检查者及被检者的屈光异常或双方的调节度数，检查者必须转动检眼镜上的透镜轮盘直到看清楚眼底为止。检查者如有屈光不正，最好戴矫正眼镜。若被检者为近视，应将透镜轮盘转为凹透镜，以最低度的镜片看清眼底，此镜片的度数约等于被检者近视度数；反之，远视者能完全松弛其调节（完全不用调节），则必须加适当的凸透镜方能看清眼底。以最大的度数看清眼底时，所用的凸透镜度数约等于被检者的远视度。用检眼镜来测定被检者屈光不正的度数，并不十分准确，因为被检者与检查者很难完全松弛其调节，尤以初学者更难于看近时松弛其调节，有时不知不觉地用3.00～4.00D凹透镜才能看清正视眼底。若要看近物时能完全松弛调节，要较长时间的练习才能达到目的。

被检者应根据检查者的要求将眼向各方向转动，结合转动检眼镜的光源，即可按顺序逐步检查全部眼底。首先应检查视神经乳头；其次检查视神经乳头周围，并沿着每支血管分支向周围检查视网膜；最后检查黄斑部，检查黄斑部时请患者注视检眼镜的亮光，即可检查到。

（三）正常眼底

检眼镜的灯光照射下，正常眼底呈弥漫性橘红色反光，这是由脉络膜毛细血管血流透过透明的视网膜反射所致。此外，也可由于视网膜的色素上皮及脉络膜大血管间组织色素的多少，而出现不同的眼底形态，如果色素上皮稀薄，脉络膜大血管层间组织的色素丰富而形成豹纹状眼底；有时色素上皮及脉络膜大血管层间组织色素均缺乏，可出现鲜红色眼底，如白化病。

视神经乳头为浅橘红色，呈椭圆形，边缘整齐，中央微有凹陷称生理凹陷，颜色稍淡白，凹陷可扩展到外侧，但不达到乳头边缘。凹陷深浅不一，深时有时可见有筛板孔如灰色斑点状，浅时为一片较乳头浅的淡红黄色。

视网膜中心血管穿过视神经乳头的中央部分，多数人的视网膜中央动脉未达视神经乳头面即分为上、下两支，以后每支又分为鼻、颞两支，再分成多支而分布于眼底。静脉比动脉略粗（动静脉管径比例为2：3或3：4）。静脉颜色亦较深，易与动脉区别，静脉与动脉伴行。在视神经乳头的外侧约两个乳头直径略偏下处有一暗色区，为黄斑。在黄斑的中央有反光的亮点，即为黄斑的中心凹反光。

（四）检查内容

1. 玻璃体

检查玻璃体有无混浊、出血、异物，玻璃体的裂隙灯显微镜检查法详见《临床技能丛书　眼视光实践技能操作手册》。

2. 视神经乳头

视神经乳头检查内容包括：

（1）大小：近视眼显大，远视眼显小。

（2）形状：正常者为圆形或微呈椭圆形，如有散光则成扁圆形。

（3）边缘：是否清楚整齐，有无变模糊现象。

（4）表面：是否清洁，有无渗出物及出血。小血管的多少。有无突起或凹陷状态。

（5）颜色：变红（充血），或变苍白（萎缩）。

（6）生理凹陷：是否被渗出物或新生的结缔组织所遮盖，筛板孔能否看见，以及杯盘比（C/D）。

（7）检查视神经乳头时，应注意在视神经乳头旁有时可看到色素环或白色巩膜环。此种现象并非病理表现。

（8）视网膜中心血管的位置及搏动。正常者由视神经乳头中心血管的分支处可见静脉搏动。如有青光眼，血管可以偏向鼻侧，呈屈膝状，或出现动脉搏动。

3. 视网膜与脉络膜

视网膜与脉络膜的检查内容包括：

（1）颜色：正常为橘红色。

（2）有无渗出质或出血，有无色素沉着与萎缩。以上所有改变的部位，可用时钟的方向标记，或用上、下、鼻侧、颞侧、鼻上、鼻下、颞上、颞下和后极部等方位来注明。病灶的大小和距离视神经乳头的远近，都以视神经乳头直径（papilla diameter）作单位来测量。

（3）脉络膜血管能否看见。

（4）视网膜与脉络膜的位置有无改变。

（5）有无肿瘤或异物。

4. 视网膜血管

视网膜血管的检查内容包括：

（1）动、静脉管径的比例。正常动脉∶静脉＝2∶3或3∶4。

（2）弯曲度增加或减少。

（3）动脉光反射是否增强。

（4）动、静脉交叉处有无静脉被推或被压征象。

（5）沿血管有无白线。

（6）黄斑附近是否有螺旋形小血管。

5. 黄斑

黄斑的检查内容包括：

（1）有无水肿、出血或渗出。

（2）有无色素沉着。

（3）有无星芒状纹，或渗出。

（4）中心凹反光点是否清晰。

以上变化均须依序记录，并绘图标明。

（五）内眼异常表现

（1）玻璃体浑浊、液化、后脱离、机化。

（2）眼底出血。

（3）眼底渗出。

（4）眼底血管异常。

（5）眼底机化膜。

二、双目间接检眼镜检查法

双目间接检眼镜 1947—1953 年由 Schepens-Fison 改进，它包括照明部分、目镜、物镜及附件。

（一）双目间接检眼镜构造

照明的卤素灯泡（6V，15W）光度较强，它装在头带的暗箱内，光线由暗箱下方射出，通过可活动的平面反光镜调整光线的方向。再下方有两个 +2.00D 目镜，并有旋钮可以调节目镜的瞳孔距离。两个目镜中央加用一个三角形的示教镜可向两侧 1～2 名医生示教。滤光片轴上装有滤光片轮，其上装有绿色及蓝色两个滤光片；用绿色滤光片检查眼底，可清楚见到视网膜血管及神经纤维，使用蓝色滤光片可做眼底荧光素血管造影的观察。物镜为双非球面镜，有 +14.00D、+20.00D 及 +30.00D 三种，常用为 +20.00D，置于被检眼前约 5cm 处，物像放大 3～4 倍，可视范围为 37°。检查时物镜的凸面面向检查者。一般物镜在朝向被检者面嵌有白色环或金属环作为标记。除以上各配件外，尚有巩膜压迫器，是用金属制成的，分体、颈及头三个部分。头为球形或圆柱形（直径 3mm，长 5mm，颈长 25mm）有一定的弯度。

（二）检查方法

在暗室中进行，检查者仰卧在检查台上或取坐位。双眼瞳孔必须充分散大，一般滴 2% 后马托品及 5%～10% 新福林各一滴，间隔 3～5 分钟。检查者站在检查台的床头。绘图纸平放在被检者的胸部。检查者头戴双目间接检眼镜，扭紧头带，接通电源，调整好瞳孔距离及反光镜的位置。调节光线时可伸直右上臂将右手拳头稍翘起，旋转反光镜柄，使暗箱内的光线从反光镜的上部射出，即仅照在手背的上部，而手背的下方大部分不被光线直接照射，这样方可使光源射入被检者眼内；通过物镜下部看清眼底。开始 1～2 分钟使用较弱的光线，以使被检眼适应检查。被检者适应后将光线直接射入被检眼的瞳孔，并让被检查者直接注视光源。先检查眼底的后极部，用左手拇指及食指持物镜，以无名指牵拉眼睑并固定于眶缘。亦可用右手持物镜检查。被检眼、物镜及检查者的头均不得移动，当看到视神经乳头及黄斑时，再将物镜向检查者方向移动，直到清楚看到视神经乳头、视网膜血管及眼后部的立体倒立的像为止。初学者使用双目间接检眼镜时，往往容易距离物镜太远，一般距离物镜 35～40cm。否则所见的影像大，但不清楚。如遇角膜反光，只需将物镜倾斜即可消除。

检查眼底及周边部时必须结合巩膜加压法，但使用巩膜加压器是在熟练掌握双目间接检眼镜的使用之后，否则很难达到目的。

注意事项：检查时应注意检查者的视线、检眼镜的照明光线、物镜、被检眼瞳孔，使四者在一条直线上。

三、前置镜检查法

前置镜是临床常用的眼底检查器械，检查时需配合裂隙灯显微镜使用，具有非接触，使用方便，有立体感等优点。检查前需滴 2% 后马托品、5% 新福林或 0.5% 托品卡胺充分散瞳。检查时前置镜凹面面向被检眼，平面朝向检查者，用 10 倍显微镜，光线以 10°夹角投射。检查时先将镜柄嵌放在裂隙灯显微镜上的槽中，检查者握住裂隙灯的操纵杆或转动旋钮，同时将前置镜移至被检眼的正前方，使透镜尽可能接近眼球，但勿触睫毛。前置镜的中心对准角膜中心，使裂隙灯的光线通过前置镜射入瞳孔。推动操纵杆或转动旋钮，将裂隙灯显微镜的焦点从角膜经瞳孔向眼底推进，直至见到清晰的眼底为止。如需看眼底周边部，则让被检眼转动；如检查上方眼底，被检眼需向上转动，同时将前置镜稍向下移，利用前置镜边缘的棱镜作用，将光线折射至眼底的周边部。

使用前置镜可不用表面麻醉剂，故较方便。但前置镜检查眼底后部，放大的倍数及所见到的范围，均不及接触镜。

四、接触镜检查法（三面镜检查法）

临床常用 Goldmann 三面镜检查玻璃体、眼底周边部及前房角。

（一）三面镜的构造

三面镜中央为一角膜接触镜，可检查中央 30°以内的眼底情况（图 3-1）。三面镜圆周的内壁安放三个不同倾斜度的反射镜，因镜面的倾斜度不同，检查的范围也各异。第一面反射镜呈梯形，与前方平面呈 75°角，此镜可检查 30°至赤道部的眼底；第二面反射镜呈长方形，与前方平面成 67°角，此镜可检查赤道部至周边部的眼底；第三面反射镜呈半圆形，与前方平面成 59°角，此镜倾斜度最小，用它可以检查锯齿缘部的眼底，可看到前房角。如果在三面镜外套上一个金属制的加压附件，则可通过第二或第三镜面见到睫状体平坦部。

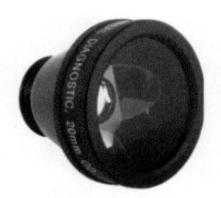

图 3-1　三面镜

（二）检查方法

先滴 5％新福林、2％后马托品扩瞳，然后滴 0.5％丁卡因麻醉结膜及角膜。用直接照明法调整好显微镜及裂隙灯的焦点，灯镜的夹角约在 10°的位置。放置三面镜时，患者头部微低，三面镜的凹面朝上，滴 2％甲基纤维素、生理盐水或无色抗生素。嘱受检眼向上看，检查者用手指拉开下睑，另一手则将三面镜的下缘放于下方球结膜上，在不让液体滴落的同时，迅速将三面镜扣在眼球上，让被检眼向正前方看时三面镜随之滑到角膜上。用手轻轻扶住三面镜（不必加压），观察三面镜与角膜之间有无气泡，如有气泡，将三面镜向侧方倾斜一下，气泡可排出，若有大量气泡存在，应重新放置。当接触镜安放完毕，被检者把下颌放在下颌托上，头固定，调整好裂隙灯投照角度，一手持裂隙灯推向前，使显微镜焦点从角膜逐渐向眼底方向移动，直到看清眼底。

三面镜中央部分可以观看眼底后极部。但因构造不同，不能在视网膜上获得精细的光学切面，因而临床上主要使用它的 3 个反射镜。反射镜作用与使用方法：先将裂隙光（2～3mm 宽）投射至反射镜，然后将显微镜焦点从接触镜前表面向深部推进。在反射镜中见到虹膜及瞳孔时，将显微镜的焦点通过反射镜中的瞳孔，直向眼底方向推进，直至看清眼底。如看到的眼底范围小，可改变裂隙光束的宽度，或改变灯光的投射角，甚至需将灯光从颞侧投射改变为鼻侧投射。三面镜中看到的是对侧的眼底图像。为扩大检查范围，接触镜可以适当倾斜，但过度倾斜会使气泡钻入接触镜与角膜之间，影响眼底的清晰度。

五、儿童眼部及眼底检查法

儿童在安静时，可先观察眼外部情况，如眼睑、球结膜、角膜及眼睑的位置，眼球运动及大小。但欲详细检查睑结膜、角膜、瞳孔、虹膜及眼底，则较困难。

检查时，检查者与护理人员（或儿童家属）相对而坐，将儿童仰卧在家属的膝上，用两手握住儿童的两手，用肘夹住儿童的两腿，检查者用两膝内侧固定儿童的头，先翻转上下眼睑，观察睑结膜，如儿童有严重的畏光和眼睑痉挛，则须滴 0.5％丁卡因进行表面麻醉，然后用开睑钩分开上下睑，但注意勿压眼球。儿童眼球常向上转，这时可将下睑的开睑器尽量拉向下穹窿。可使眼球稍向下牵引或稍等待，久哭后眼外肌疲劳眼球自会转下来，再行角膜、前房、虹膜、晶状体等检查。

如要检查眼底，则先用 1‰ 的阿托品扩瞳，待瞳孔充分扩大后即可进行。必要时可在全麻下进行。

（郭　波　魏　红）

思考题

1. 如何进行外眼检查？
2. 瞳孔光反射检查有哪几种方法，如何进行检查？
3. 眼底检查有哪几种方法？

第四章　视力与视觉质量

　　视力是人眼分辨能力的体现，外界物体经过人眼的屈光系统后成像在黄斑中心凹，黄斑中心凹的视锥细胞将视觉信息转换后经由视路传递到大脑中形成对外界物体的识别。临床上，视力最重要的两个方面是形觉和认知。所以临床通常将视力定义为在一定条件下能够分辨的最小细节所对应的视角值（以角分为单位）的倒数。

　　视觉包括对眼的物理刺激到心理感知的所有阶段。人眼有许多不同的视觉功能，包括许多不同视觉综合。这些功能可分为如下几类。

　　（1）光觉：如正常眼的视觉阈值，或病眼的唯一反应。

　　（2）辨别力：视觉系统能够将一个物体与其背景区别开来的能力。

　　（3）形觉和认知：如识别字母和单词的能力。

　　（4）分辨力：看清细节的能力。

　　（5）定位力：如能够认识一个物体在另一个的哪一边。

　　（5）视觉系统刺激其他反应的能力：如处理事物的运动反应。

　　在出生前，视觉器官主要的解剖结构已发育完成，在出生后，视觉系统主要进行的改变包括黄斑的分化、视觉、视功能的发育等。

　　与其他的知觉系统不同，视觉系统在出生后经历了发生显著变化的发育过程，而变化最显著的时期是在出生第一年。新生儿可以感知不同亮度的变化，区分视野中静态与动态的物体。随着眼部结构的变化，如视锥、视杆细胞的伸长，眼轴的增长等，婴幼儿的视力与视功能将发生显著的提升。

第一节　视觉分辨的极限理论

　　从物体上的任一点可发出无数光线经过瞳孔到达视网膜形成像点，为了方便起见，我们只用通过入瞳中心的主光线——从该物点所发出的光束的中心光线——来定位视网膜上像点的位置。对于一个典型的正视眼来说，视网膜上 1mm 的距离对应于两条主光线在入瞳中心形成 3.5° 的角。

　　所以，所谓的视角，也就是由两个物点所发出的两条主光线在入瞳中心形成的夹角。

一、感受器理论

黄斑中心凹的视锥细胞的直径为 $1.5\mu m$，两个视锥细胞的间隔为 $0.5\mu m$，因而两个视锥细胞中心的距离为 $2.0\mu m$。当眼睛看两个紧靠的点光源，如果它们成像在相邻的两个锥细胞上，眼睛将感觉其为一个单独的光源。可是如果在两个受到刺激的锥细胞中间有一个不受到刺激的锥细胞，眼睛将能分辨两个点光源。因而视网膜中心凹的最小分辨距离为三个相邻视锥细胞的中心距离，为 $4.0\mu m$，如图 4-1 所示。如果眼睛的节点到视网膜的距离为 16.67mm，根据弧度与角度的换算，$1' = 0.000291 rad$，则最小可分辨视角（MRA）可用下式计算。

$$\theta_{min} = \frac{4.0\mu m \times 10^{-3} \times 60}{16.67 \times 0.000291} = 49''$$

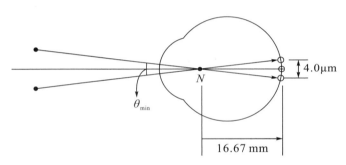

图 4-1　分辨极限的感受器理论

这种理论在每一个视锥细胞单独传递单一的脉冲，并且至少一根神经节接受单一的视锥细胞的传导时是正确的。在视网膜的周边，每一个视网膜神经节接受多个感受器的信息，由每个神经纤维的感受野的大小，而不是感受器的大小决定分辨力。进一步分析，视网膜能够分辨颜色，所以一些神经纤维能够传导颜色信息，可是分辨力很少受波长的影响。

二、波动理论

由于光的波动性，即使一个理想的光学系统，一个点状物也不能形成一个像点，光在光学系统的边缘的衍射将使其扩散分布在一定有限的区域。对于一个圆孔来说，所成的像为中间一个亮斑，周围为比较暗淡的环。中间的亮斑包含整个衍射像的 84% 的光能，称为 Airy 斑。

同样，每一个物点发出的光束通过瞳孔时将发生衍射，即使通过聚焦良好的屈光系统也不能形成一个单一的像点，相当于夫琅和费圆孔衍射，将在视网膜上形成爱里（Airy）斑，其直径在节点形成的夹角 θ 如下：

$$\theta = \frac{2.44\lambda}{d}$$

式中，d 为瞳孔直径，λ 为光的波长。

根据瑞利（Rayleigh）判据，两个 Airy 斑中心相距一个 Airy 斑半径时，可为一个光学系统所分辨（图 4-2）。所以如瞳孔为 3mm，取黄光的波长 555nm 计算，人眼可分辨的极限，即最小可分辨视角为 47″。具体计算如下：

$$\theta_{\min} = \frac{1.22\lambda}{d} = \frac{1.22 \times 555\text{nm} \times 10^{-6}}{3\text{mm} \times 0.000291} = 47''$$

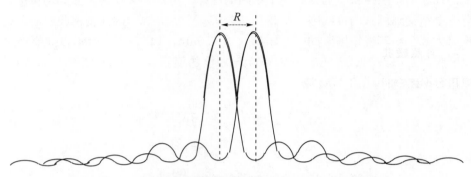

图 4-2　两点状光源衍射的光强分布和 Rayleigh 判据

视力表示为最小分辨视角的倒数。因而如果用 A 表示可分辨最小视标的细节所对的视角，那么，视力可表示为如下公式：

$$V = \frac{k}{A}$$

式中，k 为任意常数。这是视力分数记录法的基础。A 用分弧表示，k 为单位元素。

第二节　影响视力的因素

一、瞳孔的大小

根据波动理论，瞳孔的大小与衍射图像中心的光斑（Airy 斑）的大小成反比。如果眼的光学系统无像差，瞳孔越大，Airy 斑越小，视力越好。但由于像差的存在，瞳孔增大时，视力并不增加，甚至下降。

实验显示，在固定视网膜照明时，条栅视力随着瞳孔增大直线增加，符合 Rayleigh 判据。当瞳孔大小增加超过 1.5mm 时，视力的增加背离 Rayleigh 判据，当瞳孔大小达到 3mm 时，视力达到分辨的极限 77″。瞳孔超过 3mm 时，视力开始下降。

二、照明

（一）固定瞳孔

当瞳孔的大小固定时，在一定范围内照明增加，视力增加。但在照明很低和很高时，视力变化很小。

（二）自然瞳孔

瞳孔大小固定时，在一定范围内照明增加，视力增加；但很高的照明反而引起视力的下降。明视条件下，在相当宽的范围内，即从明亮的月光到明媚的阳光下，视力保持相对恒定。如照明下降到一定的水平，则视锥细胞失去作用，对视力产生贡献的是视杆细胞。

第三节　视力的测试

成对的点光源、条栅和 Landolt 环更多被用于研究，除了 Landolt 环外，其余测试不能反映我们的视觉需求。临床上，医生的目的是以一定的视标放大或缩小，以确定患者的空间两点分辨的阈值，以评估患者的视力。通常选用大写的字母作为视标，数字和其他符号也常用来作为视标。

字母视标不仅需要对符号的认知，同时也需要对字母细节的分辨。临床上，视力的测定可分为左、右眼单独测定和双眼同时测定。

一、远距离视力表和视力

测定远视力时，测试的距离应足够远至不足以刺激调节。英国和许多国家采用 6m 的标准测试距离，我国和欧洲一些国家采用 5m 的标准测试距离，美国的标准测试距离为 20 英尺[①]（约 6.1m）。如果测试的空间长度不够，可安置视力表在患者头部的上方或一侧，并在 3m 或 2.5m 的对面放置平面镜。

Snellen 视力表由 Hermann Snellen 于 1862 年发明，又称为字母视力表，采用一定风格的大写英文字母为视标，并将字母设计为适应统一方格。以直角字母 E 为例，其横行的三个字母笔画及其间隔的宽度相等，在标准测试距离（20 英尺）时，这样的字母垂直对眼形成 5 分的视角，水平方向依据字体和特定字母的不同为 4~6 分。

如图 4-4 所示，常规的 Snellen 视力表有 10 行视标，其大小逐渐变化，每行视标的字母高度由指定的距离设定为 5 分，字母的细节或分支为 1 分。所以，若一个 6m 距离的字母在 6m 处整个字母的高度在眼形成 5 分的角，它的高度为 8.73mm，即 5 分的

---

① 　1 英尺＝30.48 厘米。

正切乘以 6000；一个 12m 距离的字母在 12m 处对眼形成 5 分的角，在 6m 处与眼形成 10 分的角，它的高度为一个 6m 距离的字母的两倍。

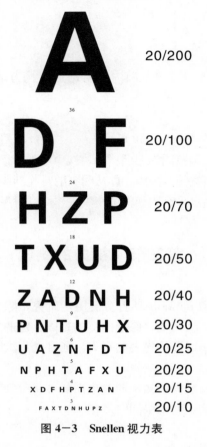

图 4-3　Snellen 视力表

二、视力表设计的基本原理

视力可用不同的方式检查和记录。目前，被普遍接受的设计的基本原理如图 4-4 所示。h 为整个测试字母的高度，y 为字母单一笔画的高度，如果 d 为标准测试距离，D 为对眼任意角 A_0 时的设计距离，A 为在标准测试距离时患者能够识别的最小字母的笔画宽度对眼的视角。

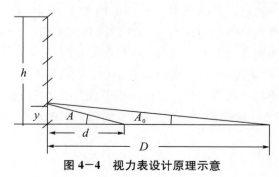

图 4-4　视力表设计原理示意

视力 V 可表示为 A_0 和 A 的比，即：

$$V = \frac{A_0}{A} = \frac{\dfrac{y}{D}}{\dfrac{y}{d}} = \frac{d}{D}$$

这种比称为 Snellen 分数，在欧美国家普遍使用，如 6/18 或 20/60。

关系式 $V = d/D$ 与前述的表达式 $V = k/A$ 是相符合的。在 Snellen 视力表中，视标字母的大小是基于视角 A_0 的 1 分的任意值。所以 Snellen 视力分数以小数记录可表示为：

$$V = \frac{1}{A}$$

式中，A 的单位为分。

由于不同字母的易辨性不同，大多数患者不可能完整地读出某一行，而完全不能读出下一行，更可能是能够读出某一行的大多数字母，同时又能读出下一行的一到两个字母，这时可记录为，如 $6/12^{+3}$，表示患者能够读出整个 12 米距离的视标字母和下一行的 3 个字母。同样，$6/6^{-2}$ 表示 6 米距离的视标行除了 2 个字母外，其余的都可读出。

如果由于某种原因，视力测试不能使用标准测试距离，检查后可把实际检查距离作为 Snellen 分数的分子。

Snellen 分数也可表示为小数，如 6/12 等于 0.5，20/80 等于 0.25 等。这种记录法称为小数记录法，被我国和其他少数国家采用。从临床角度来说，测试距离未能显示出来是其缺点。

三、视标的级数

Snellen 原始视力表设计采用的标准距离为 20 英尺，视标大小变化的范围为 20 英尺、30 英尺、40 英尺、50 英尺、70 英尺、100 英尺和 200 英尺，相应的米制为 6m、9m、12m、15m、30m 和 60m，这种视标大小选定来自直觉，但相当接近常规的几何级数，即每一个数都与前一个数具有相同的比值。

视标大小以几何级数的方式排列被普遍接受。有几种不同的比值，一种是 2 的平方根，即 1.414，视标的大小相隔 1 行相差 2 倍，但由此导致在法律上常用的 200 英尺或 6m 的丧失。另一种比值为 2 的立方根，即 1.26，相隔 2 行的视标相差 2 倍，可产生接近 200 英寸或 60 米的视标。

法国的 Monoyer 发明的小数记录法，采用视角的倒数作为视力的记录方法，视力从 1.0 到 0.1，采用 0.1 的间距，这是一种非几何间距。在低视力端，与等值 Snellen 视力表的 6m 到 10m（$V=0.6$）相比，中间跨隔 4 行，而在 6/30 和 6/60 之间直接跨度。

鉴于上述问题，1976 年澳大利亚的视光学家 Bailey 和 Lovie 选用了 $\sqrt[10]{10}$ 或 1.2589 作为恒定的比值，并用 6m 可识别的最小视标的笔画宽度的对数来表示视力，即 LogMAR。因此 6m 一行，笔画所对应的视角为 1 分，LogMAR 为 0，60m 一行，视角为 10 分，LogMAR 为 1。视标大小的级数为 0.1logMAR 的间距。Bailey-Lovie 视力表见图 4-5。

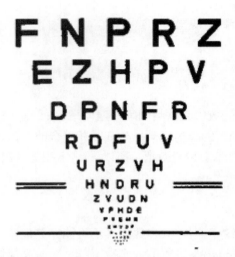

图 4-5 Bailey-Lovie 远距离视力表（约为实际尺寸的 1/10）

同时，Bailey-Lovie 视力表还具有以下特点：采用 Sloan 字母（C、D、H、K、N、O、R、S、V、Z）作为视标，每行均有 5 个字母，字母间的间距与字母的宽度相同，行间距为下行字母的高度；所选用的字母均具有易读性。

LogMAR 视力值可采用下式转化为小数表示法。

$$V = \frac{1}{\text{logMAR 的反对数}}$$

logMAR 级数与 $\sqrt[3]{2}$ 非常接近，而后者产生一个恒定的比值，即 1.2599，由此，Bailey-Lovie 视力表任何相隔 2 行均具有 2 倍的关系。LogMAR 视力与小数、Snellen 视力的对应关系见表 4-1。

表 4-1 logMAR 视力与小数、Snellen 视力的对应关系

logMAR 视力	视标笔画的视角/分弧	对应的距离视力		
		小数	6m	20 英尺
1.3	20.0	0.050	6/120	20/400
1.2	15.8	0.063	6/95	20/320
1.1	12.6	0.079	6/75	20/250
1.0	10.0	0.100	6/60	20/200
0.9	7.9	0.126	6/48	20/160
0.8	6.3	0.158	6/38	20/125
0.7	5.0	0.200	6/30	20/100
0.6	4.0	0.251	6/24	20/80
0.5	3.15	0.316	6/19	20/63
0.4	2.5	0.398	6/15	20/50
0.3	2.0	0.501	6/12	20/40
0.2	1.6	0.631	6/9.5	20/32

logMAR 视力	视标笔画的视角/分弧	对应的距离视力		
		小数	6m	20 英尺
0.1	1.25	0.794	6/7.5	20/25
0	1.0	1.000	6/6	20/20
−0.1	0.79	1.259	6/4.75	20/16
−0.2	0.63	1.589	6/3.75	20/12.5
−0.3	0.50	1.995	6/3	20/10

四、其他视力表

(一) Landolt 环 (或 C)

Landolt 视力表采用填充 5×5 栅格的字母 C 为视标,即视标的外径对眼成 5 分的角,字母的笔画成 1 分的角,缺口成 1 分的角,并呈上下左右四个不同朝向。检查时以能分辨视角值的倒数表示。正常为 1.0。由于它避免了对字母的识读,在国际上被广泛使用。

Landolt 视力表的缺点为当患者的散光未矫正时,患者可能识别某些朝向的视标比另一些朝向的视标容易,患者不能看清时,可通过猜测而获得四分之一的正确性,从而产生检查的偏差。

(二) 文盲 E 字视力表

来源于 Snellen 视力表,视标全部采用 5×5 宽度的字母 E,并使用四个朝向,让患者判断。易于用于儿童的检查。易读性为字母视力表的 1.38 倍。

(三) 我国的标准对数视力表

采用与 logMAR 视力表相同的行间增进率,即 $\sqrt[10]{10} = 1.2589$。以四种不同朝向的字母 E 为视标(详见图 4-6)。视力的记录为 5 分法,即 logMAR 视力为 0 (视角为 1分) 时,记录为 5.0,与 logMAR、小数视力的关系可用下式表示:

$$L = 5 - \log MAR = 5 + \log V$$

式中,L 为 5 分视力,V 为小数视力。

对数视力表的缺点为每行的视标数不等,如 5.0 一行有 8 个视标,而 4.0 一行仅有一个视标,导致部分识别的意义不同,如 4.5+2 与 4.9+2;与国际通用的分数和小数记录换算不方便。

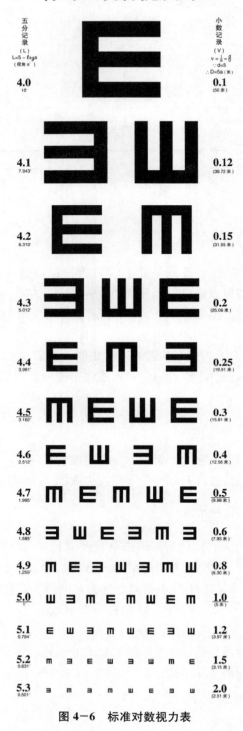

图4-6 标准对数视力表

五、视力表的照明和对比度

（一）照明

视力表的照明应当恒定，以避免在同一视力水平受照明的影响而改变。视力表照明的要求如下。

（1）外部照明：480～600Lux。

（2）内部照明：120～150cd/m^2。

为了避免眩光，视力表的周围应有与视力表相同的亮度。也就是在检查时，整个室内的灯应该亮着。患者瞳孔应保持与正常环境下相同的大小。

（二）对比度

如果以 L_1 表示视力表的背景亮度，L_2 表示视标的亮度，对比度定义为 $(L_1-L_2)/L_1$，并用百分数表示。所有的视力表都要求对比度不低于 90%。要达到此要求，视标必须有非常低的透明性和反射性。

六、近视力检查

由于临床很少进行单独的近视力检查，所以，远视力表按比例缩小的版本常用于近视力的检查。阅读视力常用于确定患者是否有足够的调节和所需要的近附加（near addition）。尽管阅读视力在知觉过程中与单个字母的认知稍有不同，但它与远视力是密切相关的。

目前普遍使用的是 1854 年 Jaeger 发明的阅读视力表。Jaeger 阅读视力表由一系列连续的阅读材料的短段落构成，字体的大小由 J 加后缀的数值表示，最小的为 J_1，在 35cm 能够阅读大体相当于分数视力 6/9 或 20/30。

七、对比敏感度检查

（一）基本概念

空间频率指单位视角内图形重复数，单位是周/度（c/d）。对比敏感度（contrast sensitivity，CS）是测定视觉系统辨认不同大小物体空间频率时所需的物体表面黑白反差（对比度），用以评价视觉系统对不同大小物体的分辨力。对比敏感度是视觉系统能觉察的对比度阈值的倒数，对比敏感度＝1/对比度阈值。

一般来说，对比敏感度与眼像差的调制传递函数（MTF）有关，调制传递函数在光学中表示光学系统对不同精细结构对比度复现的程度。把 MTF 应用于视系统，表示视系统对不同空间频率的对比度的复现程度，可克服通常空间分辨测试图案特殊性质带来的局限性。

（二）测试方法

（1）屏幕测试法：在屏幕上呈现不同对比度、不同空间频率的正弦条纹图像，根据受检者的反应，做出对比敏感度函数（CSF）曲线。

（2）激光干涉条纹测试法：利用激光产生的光束在瞳孔平面形成两个像点，这两个光点作为干涉光源，通过玻璃体后，在视网膜上形成干涉条纹。通过患者的判断，获得结果。

第四节　婴幼儿视力

视力是人眼分辨细节的能力，婴幼儿视力会经历一个动态发育的过程。刚出生的婴儿其视觉系统不成熟，视力约为 0.05；两月大的婴儿其视力约为 0.15；四月大的婴儿其视力约为 0.33。婴幼儿在出生后接收到外界正确的视觉信息刺激，才能使其视觉系统发育完善。简单来说，在 3 岁以前，婴幼儿视力处于一个不均衡地指数增长的过程中。在 3 岁之前，婴幼儿若处于不正确的视觉信息环境，会影响婴幼儿的视力发育，造成弱视等视觉异常。因此，我们需要掌握婴幼儿视力的检查及其异常表现。本节将就如何进行婴幼儿视力检查进行系统阐述。

一、婴幼儿视力检查

目前有很多种方法可以进行婴幼儿的视力检查，可根据年龄及婴幼儿配合程度来选择。在进行检查与判断时，我们需要了解婴幼儿对检查的反应。通常，婴幼儿会对能看到的图形做出反应，呈现为表情、肢体动作等的喜恶反应。因而我们在面对婴幼儿时需耐心细致地观察婴幼儿的表现甚至是细微表情。

（一）图形视力表检查

成人的视力表通常选用字母或数字作为视标，如我们常用的"E"字母视力表。但成人视力表只适用于能够理解视力表的成人被检查者，在幼儿中不适用。为了解决这一问题，近几十年来陆续有多种图形视力表被用于幼儿的视力检查。在视标选择时，选用幼儿能理解的图形进行检查，如小花、小鱼、小鸟、小飞机等。这些图形以简笔画的形式呈现，大小与成人视力表的视标大小相对应，即可检查幼儿的图形识别能力。但是普通的图形视力表与成人视力表相比有一缺陷，即图形视力表的轮廓影响作用较明显。例如，小花与小飞机，在形态与细节上有较大差异，即使幼儿未看清楚图形，但是可以通过其大致轮廓等信息来进行判断。因此，为了增加幼儿视力表检查的可信度，国外的学者发明了符号幼儿视力表，又叫作 Lea symbol 视力表。

Lea symbol 视力表总共有 4 个视标，分别为圆圈、桃心（苹果）、房子、正方形。

所有视标都通过简笔画表现轮廓，为闭合的图形且无其他的细节。这种设计避免了细节的提醒或干扰作用。Lea symbol 视力表的优势在于它具有与 Snellen 视力表（成人视力表）、ETDRS 视力表（成人视力表）相同的设计原理与尺寸对比。Lea 图形视力表的检查结果可以用分数视力（d/D）的方式，或对数视力的方式，或小数视力的方式记录。

通常检查时，将 Lea symbol 视力表置于 3m 处，与幼儿眼等高。幼儿配戴正确的屈光矫正眼镜，在进行检查前，需展示示例卡片来确定幼儿是否能正确地读出该视标，在确定幼儿能够正确识别后再进行正式的检查。一般情况下，幼儿的视力检查与成人相同，均为单眼检查。在特殊情况（如眼球震颤）或幼儿极度不配合的情况下，可放弃单眼检查改为双眼检查，但这样会漏诊单眼弱视等问题。单眼检查过程与成人的视力检查过程相同，检查者分别记录幼儿能够识别的视标的大小。

在国外，Lea symbol 视力表被广泛地应用于幼儿的视力检查中，包括视力正常的幼儿与视力异常的幼儿。由于 Lea symbol 视力表的检查距离可以灵活调整，在记录时也可以通过分数视力（d/D）来记录其检查结果，这种检查方式被广泛使用在儿童低视力检查中。

综上所述，在幼儿能够配合的情况下，应尽量使用 Lea symbol 视力表以获得更为准确的幼儿视力结果。

（二）优先选择注视法

图形视力表适用于对图形有一定理解的幼儿或其他特殊人群，对于无法用语言表达的婴幼儿，我们需要用其他的方法来判断婴幼儿的视力好坏，优先选择注视法是常用的一种。

优先选择注视法的原理是婴幼儿对图形有偏好，在图形与无图形之间，婴幼儿会选择性地去注视有图形的部分。利用这一注视特性，优先选择注视法选用两块同等大小的测试板，其中一块测试板上有图形（如黑白条栅或笑脸），而另一块测试板上是无图形的均匀一致的灰色板。当这两块测试板同时呈现于婴幼儿眼前时，在视力能够注视的情况下婴幼儿会转向有图形的一侧，即为优先注视的表现。

在进行测试前，检查者需对婴幼儿的"兴趣反应"有一定的了解与熟悉。通常情况下，婴幼儿对有兴趣的东西，会出现以下反应：转头或转眼朝向该物体，尝试用手去指向该物体，在看到该物体时发出声音或出现表情上的变化等。熟悉这些反应是检查者判断婴幼儿产生优先选择注视的依据。优先选择注视法在使用时，在规定的设计距离下，将一块测试板与一块灰色板同时呈现于婴幼儿眼前，检查者在两块板的背后观看婴幼儿的反应。待婴幼儿不产生优先注视的反应时，即记录下检查结果。

目前的优先选择注视法多使用不同空间频率的黑白条栅，在检查距离下可换算成 Snellen 视力值，具有较高的可比性。

（三）视震性眼动法

视震性眼动是人眼视觉系统产生的一种正常生理现象。当我们坐在行驶中的火车窗边并保持观看窗外的风景时，我们的眼睛会出现快速的水平方向上的眼动，这种视震性眼动可以被坐在对面座位上的人观察到。

视震性眼动可以用来判断婴幼儿是否有较明显的视觉异常，使用这一原理进行检查的方法被称为视震性眼动法。根据视震性眼动仪的设计距离，检查者将视震性眼动仪呈现于婴幼儿的眼前并观察婴幼儿是否出现随转动的视震性眼动仪而出现的水平眼震。需要注意的是，检查者在判断结果时需谨慎解读婴幼儿的反应：婴幼儿表现出水平眼震反应不一定表明婴幼儿无视力低下等异常，但是若婴幼儿无水平眼震反应则需高度怀疑该婴幼儿存在视力的异常。

（四）两眼比较观察法

两眼比较观察法是粗略的判断方法，主要作用是比较双眼间是否存在较大的视力差异。在某些视觉系统异常的婴幼儿中，如单眼弱视、斜视等患儿，患儿的左右眼视力相差较大。通常在双眼同时使用时，家长不易发现视力的问题，在遮盖单眼后，患儿将出现不同的反应，如嫌恶反应（不喜遮盖健眼，而对遮盖患眼则无反应）。

两眼比较观察法是一种较粗略的检查方法，但可以直观地反映问题，当检查者发现患儿两眼出现不同的反应时，在结合其他临床资料的情况下，需高度警惕患儿存在单眼视觉异常。

（五）辅助检查方法

除以上介绍的主观检查方法之外，还有一些客观的辅助检查方法可以用于测量婴幼儿、青少年的视力。视觉诱发电位是常用的客观辅助检查方法，其原理是通过置放在前额、额颞侧、头皮上的电极记录下被检查者在接受视觉刺激时的电反应。由于电反应为生理反应，主观影响较小，因此视觉诱发电位也常用于特殊情况下的视觉检查。

二、立体视觉

与视力一样，刚出生婴幼儿的深度知觉尚未发育成熟。刚出生的婴儿由于其双眼同向运动、集合功能的不完善，双眼不能准确地聚焦在同一个物体上，立体视觉较差。在出生后随着接收到正确的视觉刺激，双眼集合与双眼同向运动能力将逐渐提升，以及伴随视力的提升，婴幼儿的立体视觉也将飞速地发展。

对婴幼儿测量立体视觉是一项具有挑战的工作，但在国外的研究中，有人使用立体的"悬崖"画板来观察婴幼儿对此场景的反应。大多数的婴幼儿对此场景会表现出紧张、焦虑甚至心率加快等生理反应。这提示被测试的婴幼儿具备一定的立体视觉或深度感知能力。

三、其他视功能

婴幼儿的其他视功能发育包括面部识别能力、色觉，以及光感知。

（一）面部识别

刚出生的婴儿有着令人惊叹的面部识别能力，婴儿对母亲的面部识别早在出生后两周就可表现出来。有研究显示，婴儿对母亲面部的注视时间较其他人脸的注视时间更长。

（二）色觉

出生第一年内，人眼视网膜上的视锥细胞伸长，而色觉在出生第一年内呈现稳定的增长。有许多的研究显示，婴幼儿对高对比度与饱和度的色彩更偏爱。而不管是婴幼儿还是成人，都对带有色彩的图案更敏感，而不是非彩色图案。

（三）光感知

刚出生的婴儿其光敏感度的阈值较成人更高，甚至可达成人的 50 倍。随着视网膜上光感受器细胞的发育，在出生后两月，光敏感度的阈值呈现显著下降。

第五节　视觉质量

人眼虽然经过不断的进化，作为光学系统已日趋完善，但尚存许多缺陷。理想眼睛要得到完善的视网膜像必须具备以下特点：①从远处物体发出的光线通过瞳孔会在视网膜上汇聚为一点。②通过瞳孔出入的所有光线从物点到其像点的光学距离相同。③由此理想光学系统产生的光的波前面为球面，即在理想成像情况下，点光源经过光学系统后所成的像应是以理想像点为中心的球面。但实际上，从黄斑中心凹发出的光波经过瞳孔时，其波前形状并非理想形状，实际波面与理想波面存在距离。为此，将人眼波前像差定义为来自黄斑处发散出的理想波前与实际波前的光程差（optical path difference，OPD）。屈光不正是从几何光学出发，假设光线通过人眼的屈光介质后汇聚成一个焦点（近视、远视）；而波前像差则从波动光学出发，描述的是瞳孔区上每一点波前与理想波前的光程差，且在视网膜成像时不是聚焦成一点而是弥散斑。因此，从视觉光学角度讲，波前像差比屈光不正更细致地描述了成像偏差。

随之产生的基于波前像差技术矫正人眼视觉被认为是近年来视觉领域的一场革命。虽然早在 17 世纪 Yong 及 Helmholze 最先报道了人眼作为光学系统和其他光学系统一样具有像差并使视网膜成像及分辨力降低，但由于检测技术的限制及矫正手段的局限，使人眼的视觉矫正始终停滞在球、柱镜等低阶像差矫正长达 200 年。直至近代，由于波前像差及其相关技术终可有效地捕捉到人眼的更高阶像差，特别是可通过自适应光学手段使部分被矫正，才极大地促进了波前像差技术的迅速发展。随着新一代视觉矫正技术的出现，特别是屈光矫正手术的普及，由于人眼光学系统的变化直接引起的视觉质量的有关临床问题备受关注，与视觉质量直接相关的视网膜成像也成了研究的焦点。

一、影响视网膜成像的光学因素

视网膜成像受反射、吸收、衍射、像差及散射等多因素的影响。反射、吸收可能会影响到达视网膜平面的光线量，而衍射、像差和到达视网膜平面前的散射可直接影响视网膜成像质量。在正常眼睛，视网膜前散射较小，而衍射及像差会直接影响视网膜的成像质量。

（一）光线的折射

光线的折射（refraction）指光线以一定角度由一种介质进入另一种密度不同的介质时发生一定屈折的现象。正常人眼的角膜、房水、晶状体及玻璃体等屈光介质就是通过折射的原理，将来自远处的平行光线聚焦在视网膜上，从而形成清晰的像。由于角膜的屈光力占整个眼屈光力的 3/4，所以现代屈光手术多采用改变角膜屈光力的方法使光线重新折射到视网膜上，达到矫正屈光不正的目的。

（二）光线的散射

光线的散射（scattering）指光线通过不均匀介质时引起的光线传播方向向各个方向改变的现象。由非常小的颗粒（其半径小于光的波长，如大气中的分子）引起的散射称作 Rayleigh 散射。其强度与入射光线波长（λ）的 4 次方成反比。波长越短，散射越强。来自太阳光的蓝色光被散射多于其他长波光，使天空呈蓝色。如果空气中存在较多的尘埃或颗粒，在一定范围的长短波均被散射，使天空呈灰白色。后者这种没有选择性的散射也称漫射。

在正常眼睛，大多数光聚焦在视网膜的焦点上，形成清晰的图像，一般不出现散射。眼睛的散射常出现在角膜和晶状体。事实上，角膜约 90％ 是透明的，仅出现 10％ 的散射光，如果角膜 100％ 透明，裂隙灯下就不能分辨出其结构。在病理情况下，眼内组织可引起散射。如在准分子激光角膜切削术后的部分患者，角膜基质的水肿破坏了排列紧密的胶原纤维的规则性，引起角膜上皮下的雾状浑浊，光线透过这样的角膜时由于散射增加，视网膜成像的对比度降低，可使患者术后视觉质量出现暂时性降低。角膜的混浊也是由于上皮下角膜基质细胞的增生，影响到了基质胶原纤维的规则性排列，出现明显的散射，形成角膜混浊现象。过多的散射可能出现在角膜瘢痕时。前房闪辉现象由房水中蛋白质分子散射所致。早期的白内障出现的混浊也是晶状体中大分子物质引起散射的结果。

（三）光线的衍射

光线的衍射（diffraction）指光波在传播过程中遇到圆孔或障碍物，绕过障碍物产生偏离直线传播的现象。衍射改变了光线的方向，波长越短，方向改变越小。对于光学系统，如果没有像差，图像的质量主要由衍射控制。它可以限制光学系统的最高分辨率。对于正视眼来说，当瞳孔直径小于 2.5mm，影响视网膜成像质量的主要因素是衍射，此时的眼睛称衍射受限（diffraction-limited）。如果来自远处的点光源通过无像差的光学系统，主要受衍射的影响，不能形成理想的像，此时在视网膜的成像是中央的亮斑环绕细纹状圆环，被称作 Airy 斑（Airy disk）。其中央斑的直径随瞳孔的直径变小而增大。瞳孔直径的大小决定着衍射效应的高低。对于没有视觉像差的眼睛来说，随着瞳孔直径的增大，衍射效应将会降低，相应的视觉质量便会得到提高。

（四）光学像差

光学像差即波前像差，是影响视网膜成像的最主要因素，其可分为单色像差和色差。

1. 单色像差

单色像差（monochromatic aberration）是由单色光即某一特定波长的光成像时产生的像差。在传统光学中，单色像差包含球差、彗差、像散、场曲与畸变等。其中，球差是指光轴上的点以宽光束成像时，不同孔径的光线在光轴上不同的位置汇聚，在像面上形成一个弥散光斑；彗差是指光轴外的某一物点向透镜发出一束平行光线，经光学系统后，在像平面上会形成不对称的弥散光斑。当光轴外点以细光束成像时，彗差消失，但仍存在另一种像差，即像散。光学系统之所以产生像散，是由于通过光学系统后光束对应的波面为非球面波（像散波面），两个主截面的曲率不同，聚焦后成为子午焦线（在弧矢面内）和弧矢焦线（在子午面内），它们的偏差就是像散。像散的大小随视场而变化，即物面上与光轴不同距离的物点成像时有不同的像散值。与物面上各点对应的子午像点和弧矢像点的轨迹，即子午像面和弧矢像面为两个同时相切于高斯像面中心点的曲面。两曲面偏离高斯像面的距离称为像面弯曲，简称场曲。子午场曲和弧矢场曲之差，即为同一视场的像散。如果光学系统存在严重的场曲，就不能对一个较大的平面物体上的各点同时清晰成像。如果对中心调焦，则边缘模糊；反之，边缘清晰，则中心模糊。当视场较大时，像的垂轴放大率随视场而变，从而使像与物失去相似性，这种成像的改变称为畸变。球差和彗差发生于轴上和靠近轴的束状光成像的光学系统中，称轴上像差，对人眼视觉质量影响相对较大；像散、场曲和畸变发生在远离光轴的物体成像的光学系统中，称轴外像差。

近年来，随着技术的发展，我们不仅可以测量出一些经典的像差，如球差、彗差等，还可以测量一些非常规的像差，分为低阶像差和高阶像差。低阶像差（lower order aberration）指第 1、第 2 阶像差。概括地讲，是指离焦、散光等传统屈光问题。低阶像差对视觉质量的影响要高于高阶像差，约占 80%。高阶像差（higher order aberration）是第 3 阶及其以上的像差，指不规则散光等屈光系统中存在的其他光学缺陷。高阶像差的每一阶各包括许多项，每一项代表不同的内容。例如，高阶像差第 3 阶包括彗差、三叶草等 4 项内容。第 4 阶不仅包括球差，还涉及更多项不规则散光等内容，越高阶，像差内容越复杂。许多研究表明，不同像差内容对人眼视觉功能影响不同。但有些指标的真正光学含义及其与视觉功能之间的关系尚需进一步探讨。临床上，像差以联合的方式存在，各种像差可相互补偿。一般认为过高的像差值会对视觉质量产生一定影响。但许多研究表明，不同的像差组合，可能会加大或减低对视觉质量的影响。例如，一定量的离焦和球差组合会增加视觉成像质量。影响高阶像差最主要的因素是瞳孔直径的大小。随着瞳孔的直径的增加，高阶像差明显增加。然而，并非所有像差均呈线性增加，如球差在瞳孔直径增大时会比彗差上升幅度明显。

2. 色差

当白光入射于光学系统时，各种色光将因其对该光学系统的介质的折射率不同，具有不同的折射角，从而导致各种色光有不同的成像位置和不同的成像倍率，叫作色差。由于外界物体是多色组成的，色差对视觉质量的影响不容忽视。临床上常用的红绿镜片试验就是利用色差的原理检测轻微的屈光差别。有研究显示，球差对视觉质量的影响要大于色差，也有研究表明，当瞳孔直径为 3mm 时，色差对视觉质量的影响与高阶像差非常接近，而瞳孔为 5.4mm 时，高阶像差则成为影响视觉质量的主要因素。

二、人眼视觉成像（光学质量）的评价

根据视觉成像平面，可将视觉质量评价分为瞳孔平面视觉质量和视网膜平面光学成像两部分。

（一）瞳孔平面视觉质量主要评价指标

1. 波前像差

影响瞳孔平面视觉质量的主要指标是波前像差。在目前的研究测量中，对人眼波前像差采用两种描述方式。第一种称为波像差图。该图将人眼像差按其在瞳孔面上不同部位引起的位相差直接在二维图上标出，如目前已得到普遍使用的角膜地形图。波像差图与角膜地形图的差别在于后者仅给出角膜第一表面的缺陷，而前者则给出整个眼睛包括角膜、晶状体和玻璃体在内的全部像差分布。第二种是将波前像差分解成 Zernike 函数项表示。前 35 项 Zernike 多项式，根据大多数应用习惯按径向频率数划分为 7 阶，习惯上称其等高投影图为泽尼克树（Zernike 树）。Zernike 函数为正交的函数序列，其各像差项对应于几何光学的像差项。例如，第 4 项为离焦，第 3 项和第 5 项分别为 90° 和 45° 方向的散光，第 7 项和第 8 项为 x 和 y 方向的慧差，第 12 项是球差，其他项则超越了传统几何光学的描述范围。

2. 均方根植

均方根值（RMS 值）是瞳孔平面所有波前像差总和的均方根值，由于像差因不同的方向而存在正负，计算各项像差总和时单纯计算算术平均测量值可能会因正、负而有所抵消，甚至为零，不能真正反映其大小及幅度。因此，如先将其测量值平方，再取其平均值，再开方，即为"均方根"值。它可准确地反映误差的大小，而其量纲不变。单位仍为 μm。详细计算公式见下式：

$$RMS = \sqrt{(Z_2^{-2})^2 + (Z_2^0)^2 + (Z_2^2)^2 + (Z_3^{-1})^2 \cdots}$$

应用 RMS 可以反映每种像差类型及大小，并估测出占总体像差的比例，但并不能直接反映像差的形状，以及其对视功能的影响。各阶的均方根植对视觉质量的影响不一。0 阶通常不被包括，因为它对图像质量没有影响。1 阶只代表倾斜，与眼睛的位置

有关，与眼睛自身的特性无关。2 阶代表低阶像差，3 阶及以上代表高阶像差，阶越高，对视觉质量的影响越小，即使在同一阶，影响也不一样。研究显示，越接近泽尼克树中轴区对视觉质量的影响越大。

（二）视网膜平面光学成像的主要评价指标

目前至少有两种方法可以对人眼的光学成像质量进行评估。第一种是点扩散函数（point spread function，PSF），对光学系统来讲，输入物为一点光源时其输出像的光场分布，称为点扩散函数，也称点扩展函数。点扩散函数基于把物点看作发光点的集合，并使用点成像的能量集中程度来表示光学成像质量。点扩散函数反映所属光学系统的衍射、像差及一切造成光能扩散的因素的总和效果。第二种是光学传递函数（optical transfer function，OTF），物体经光学系统成像，可视为物体经光学系统传递后，其传递效果（频率）是不变的，但其对比度下降，相位要发生推移，并在某一频率处截止，即对比度为零。这种对比度的降低和相位推移是随频率不同而不同的，描述这种对比度的降低和相位变化的函数我们称其为光学传递函数。光学传递函数又分为调制传递函数（modulation transfer function，MTF）和相位传递函数（phase transfer function，PTF）。

1. 点扩散函数（PSF）

PSF 指一个物点经过光学系统后在像面上的光强分布函数。眼睛的点扩散函数是指点状物体在视网膜成像的光强度分布。由于任何物体成像均可认为是由无数点光源组合而成，因此通过点扩散函数的图像及经过人眼屈光系统后所成的像可以较直观地了解成像特点。一般认为，形成的光斑面积越少，视网膜成像越好。光斑光强度越大，表明点光源经过光学系统后光能量损失越少，视网膜成像越好。点扩散函数既包括像差的影响也包括衍射的作用，当像差小于一定范围时，主要是衍射的影响，形成的是理想的Airy 斑，其直径取决于瞳孔半径，与瞳孔半径成反比，与光波长等成正比。如果像差较大，衍射光斑形状及光强度会发生变化。

影响点扩散函数的因素：第一是离焦，离焦的图像会增加扩散函数的宽度。第二是像差，当存在像差时，即使聚焦准确，也会使成像超出其几何界限，由于人眼的光轴与黄斑中心存在角度，各屈光界面存在倾斜及偏心等。因此，产生的彗差等像差就可能降低黄斑成像的质量。第三是衍射，此由光波的传播特性和人眼瞳孔的直径而决定。当人眼不存在离焦也不存在散光时，衍射决定了点扩散函数，该状态为衍射限制（diffraction-limited），此状态下的点扩散函数为以 Airy 斑为中心，周边环绕渐进的微暗的细纹状圆斑。Airy 斑含 80% 的能量，Airy 斑直径的大小与波长成正比，与瞳孔直径成反比，瞳孔越小，斑越大。

瑞利判断（Rayleigh criterion）就是基于点扩散函数评价眼睛理论上的最大分辨率。如果两个点光源的距离成像在黄斑中心凹处恰等于点扩散函数的一半宽度时，可以分辨出，如果小于，则不能分辨。点扩散函数可以通过形状的匹配、对称性及对比度来描述。理想 PSF 在视网膜的成像是 Airy 斑。Airy 斑对称、完整、对比度较高。有许多不同方法描述 PSF，如图像的宽度、光强度等。斯特列尔比就是测量 PSF 高度比值参数的。

斯特列尔比（Strehl ratio，SR）定义为在同一瞳孔直径下，像差存在时的光学系统的点扩散函数的中心峰值与衍射受限光学系统无像差时点扩散函数的中心峰值的比值。该比值是视光学衡量视网膜成像质量的重要客观指标，一般在0~1。对光学系统来说，SR在0.8以上，表明成像质量很好。但对人眼来说，该值通常因各种原因相对较低。

在视觉光学中，通过将点扩散函数与视标或物点卷积，可以模拟出在波前像差存在的条件下，视网膜视标的模糊程度，来研究特定像差对视网膜成像的影响。屈光矫正后简单的光学成像质量判断也可通过PSF表现出来。例如准分子激光角膜原位磨镶术（LASIK）后患者主诉视物变形，拖着"尾巴"等，借助PSF可表现出来。但需注意的是，患者的视觉质量是受多方面因素影响的，不仅有影响光学成像质量的各种因素（像差、散射等），还包括心理物理学等其他因素。因此，有时患者主诉与客观检测出的形状并不完全一致。

2. 光学传递函数（OTF）

人眼的空间分辨是指区分一定空间距离的两个物体的能力，是人眼形觉的基础，主要取决于以下两个方面：一是眼的光学系统，一是视网膜至视中枢信息的传递和加工过程（非光学系统）。视觉电生理等检测技术常反映后者的功能。测量眼的光学系统最早是在剜出的眼球后极部的巩膜和脉络膜处开一个小窗进行直接测量，以后又发展到在活体眼测量参与视网膜成像的一条光线经瞳孔反射出来的光量分布来表明眼的光学成像质量。随着近代物理学及眼科、视觉光学的发展，越来越多方法和技术均可反映人眼的光学成像质量。目前常用光学传递函数方法。

光学传递函数是近二十年来发展起来的比较全面准确的成像质量评定指标。光学传递函数理论是把傅立叶分析法应用到光学领域的成果。光学传递函数方法对小、大像差系统均适用，目前在国际上应用也越来越广泛。光学传递函数分为调制传递函数（MTF）和相位传递函数（PTF）。

（1）调制传递函数。

点扩散函数（PSF）是将物体看作是无限多个发光点的集合，研究每一点物点经过视觉系统形成弥散斑的大小、形状和能量分布情况。而调制传递函数又称空间对比传递函数（spatial contrast transfer function）、空间频率对比敏感度函数（spatial frequency contrast sensitivity function），是以空间频率为自变量的函数，反映光学系统传递各种频率正弦物调制度的能力。

在分析光学成像质量时，人们发现对一个光强度按正弦分布的物质，光学系统所成的像仍然以同样的正弦分布，但像的对比度有所下降（如图4-8所示），且像的对比度下降的程度取决于物体的空间频率和光学系统成像的特性。因此，对于任何一个特定的光学系统，由它所成的图像的对比度的变化是空间频率的函数，称为调制传递函数（MTF）。MTF的不同反映了光学系统成像特性的不同。正弦波的优势是容易数学计算，均可通过傅立叶转换。因为根据理论，任何图形均可由不同频率的正弦波或条栅、光栅叠加组成。同时，正弦波传递后空间频率是不发生变化的。因此，在视觉光学中经常被应用。此时，正弦曲线又称正弦光栅。正弦光栅相邻两个极大值或极小值之间的距离称空间周期，单位为毫米。单位距离内的空间周期数叫空间频率，是每毫米内包含的亮线或暗线的条数。正弦光栅线条的明暗对比度定义为如下公式：

$$M = \frac{I_{max} - I_{min}}{I_{max} + I_{min}}$$

式中，M 为对比度，I_{min} 为亮度最小值，I_{max} 为亮度最大值。

I_{min} 可以是 0，对比度也叫调制度，因此也称对比度函数（contrast transfer function，CTF）。

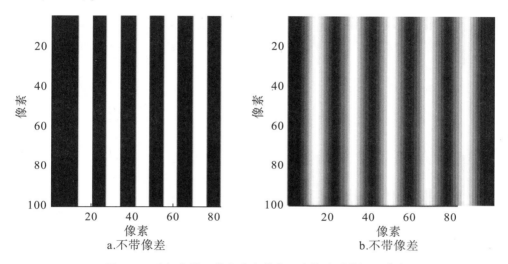

图 4-8　光栅条纹不带像差和带有一定像差时的视网膜像

应用 MTF 描述视觉成像质量的优势：第一，既与人眼的像差有关，又与人眼的衍射效应有关，故用它来评价人眼的成像质量，具有客观性和可靠性，并同时适合描述人眼大像差和小像差光学系统；第二，MTF 可以与 CSF 相对应，两者之间存在明显的关系；第三，MTF 的高频区描述物体的细节，中频区反映物体的层次，低频区描述物体的轮廓，因此，MTF 值是人眼对物体不同精细程度的光学反映，或说是反映物体不同频率成分的传递能力；第四，由 MTF 可以衍生出其他的物理量，如面积 MTF、体积 MTF 等，可以方便地描述人眼的性能；第五，临床上，比较容易得到相对准确客观的视觉质量评价结果。自从将 MTF 概念引入视觉研究后，在眼科临床相关研究中已经证明 MTF 曲线对眼部疾病具有很高的灵敏度，同时该曲线也可以较好地评价视觉质量的变化。目前国际上已将其作为评判视觉质量的重要手段之一。

（2）相位传递函数（PTF）。

正弦波光栅成像时，不仅对比度可发生变化，还可能产生相位的移位，此为"相位传递"，其移动量随空间频率的不同而不同，表述以上关系的函数称相位传递函数（PTF）。

光学传递函数是由调制传递函数和相位传递函数共同组成的。一般相位传递函数对于像的清晰度影响不大，实际应用较多的为 MTF。当相位偏离较多，如 180°，使黑变白；或对成像影响较大，如彗差等像差相位存在时；当人眼像差极小（衍射极限时），调制度曲线相对较好，其由低空间频率向高空间频率逐渐下降至极高的空间频率不能分辨，交于横坐标；或对于较大的像差和存在离焦时，点扩散函数变大，而图像的对比度下降就比较快，应用 MTF 可以确定分辨率，MTF 曲线与 x 轴相交的点就是该光学系统的最大分辨能力。空间像调制度曲线（aerial image modulation，AIM）取决于视网膜上最大分辨力的区域（黄斑中心凹）的视锥细胞的尺寸和结构，表征为视觉系统能分辨图像所要求的图像调制度，AIM 曲线和 MTF 曲线的交点即为人眼的视锐度（如图4−9所示）。一般认为，低空间频率对识别轮廓较高空间频率作用更大。在很多情形下，来自图像的大多数有用信息来自低空间频率。这可以帮助解释为何白内障患者的显然视力尚好，但仍诉明显的视物不清。因此，视力仅是 MTF 上的一点，而 MTF 曲线可以告知整个图像的对比度。

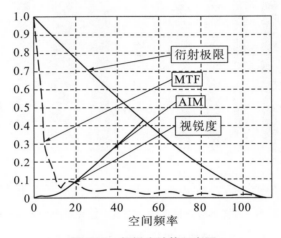

图4−9　视锐度计算示意图

三、视觉质量的临床评价

关于视觉质量的评价研究一直是眼科学和视光学领域的重要课题之一，由于视觉质量是对视力、像差、对比敏感度、眩光敏感度等多个因素的综合反映，因此对视觉质量的评价也应该是一个多维度的综合考量体系，根据评价角度的不同，可以选择不同的评价方法。总体来说，视觉质量的评价方法可以分为两大类，即主观评价和客观评价。主观评价涉及光学系统和神经系统两方面因素的影响，不但可以评价人眼的光学系统成像质量，还能够科学评价人眼的形觉功能，可以针对人眼视觉最敏感的空间频率研究全视觉系统的成像质量，但主观评价方法结果准确性、可重复性差，造成很多视觉质量信息被忽略，检测结果不全面、不客观，并且评价效果往往受到外界环境及患者的知识水平、认知能力、配合程度等主观因素的影响，因此在某些情况下其未必是最优的评价选择，目前常用的主观评价方法主要是对比敏度检测。客观评价主要是对人眼光学系统成像质量的评价，它把人眼光学系统的视觉质量从全视觉系统的视觉质量中独立出来，评价过程中摒除了人为主观因素的影响，并且可重复进行测量操作，受外界干扰较少，评价结果可能更为真实、客观、稳定。但客观评价只是客观评价了光学系统的成像质量，忽略了患者的主观感受因素，在某些情况下不能充分真实地反映患者的真实感受，目前常用的客观评价方法主要是波前像差检查及最新的双通道视觉质量分析系统（OQAST℠Ⅱ）。根据不同的评价需要，可以选择不同的评价方法。

（一）主观评价

目前临床上应用的主观视觉质量评价方法主要有视力、对比敏感度与眩光敏感度、主观视觉质量等。

1. 视力

视力测量眼睛分辨物体形态、位置、大小及辨别细微结构的能力，分为中心视力和周边视力。中心视力反映眼底黄斑中心凹的功能，分辨空间最小两点的间距，分辨高亮度对比下的小目标。周边视力反映黄斑中心凹以外的视网膜功能。视力检查仍是筛查人眼主觉视功能的简洁实用的方法，它往往是人类视力保护的首选方法，可以根据视力记录的数值来判断个体视力下降情况，从而及时发现问题，采取相应的措施以防情况进一步恶化。例如，角膜屈光术后裸眼视力的提高是准分子激光手术的首要目标，同时也是评价视觉质量的重要指标之一。但是单纯的视力检查仅是视功能检查的一部分，它不能完全指导手术医生全面了解患者术后的视功能情况，因此，还需要其他的检查参数共同参与评价术后视觉质量。

2. 对比敏感度与眩光敏感度

日常生活中，人眼既要分辨边界清楚的物体，又要分辨边界模糊的物体，而后者则为对比敏感度（CS）。对比敏感度检查是在结合视角和对比度的基础上，测定人眼在不同对比度条件下，分辨不同空间频率目标的能力，眩光敏感度（glare sensitivity，GS）可以测量失能性眩光引起的视功能下降，反映眩光条件下的对比敏感度，更符合人眼视觉的实际情况，因此，可以更全面、敏感地反映患者的视功能，但是其操作烦琐，耗时久，需要患者配合程度高。国内外相关研究表明，不同空间频率的对比敏感度变化对眼部疾病的预测、诊断、治疗及随访都有着十分重要的意义。

3. 主观视觉质量

临床上对患者的视觉质量评价中，患者的主观感受也很重要，主观感受受综合性因素的影响，反映患者是否看得清楚、看得持久及看得舒适，是反映其真实情况的重要依据。主观视觉感受能提供其他临床指标以外更重要的信息，采用量表问卷的形式可以对患者的主观视觉感受进行量化评价，评价涵盖了机体功能、心理及社会活动等多方面的内容，使医生对患者的状况进行判断并采取相应的措施，但是其表达方式更为主观，容易受医院环境、医生的服务态度、个人的情绪等的影响，所以容易出现偏差。屈光矫正者生存质量量表（quality of life impact of refractive correction，QIRC）是目前评价角膜屈光术后患者主观视觉质量及生活质量较为客观的调查问卷，该调查问卷简单易操作，因而受到国外学者的青睐，医生可根据患者的主观症状来综合评价其视觉质量。

（二）客观评价

目前临床上应用的客观评价方法主要包括波前像差、双通道视觉质量分析系统等。

1. 波前像差

影响人眼视觉质量的主要是单色像差，分为低阶像差和高阶像差。低阶像差主要是近视、远视、散光，高阶像差主要是球差、彗差、三叶草、四叶草、五叶草等，高阶像差中影响视觉质量的主要是球差及彗差。角膜屈光手术矫正了低阶像差，但大量研究表明角膜屈光术后高阶像差增加，与术后眩光、复视、夜间视力差等不适相关。因此，波前像差引导的个体化切削应运而生，波前像差引导的角膜屈光手术患者术后视觉质量明显好于传统的角膜屈光手术，同时适用于角膜屈光手术后的二次矫正，可提高患者的视觉质量。此外，对角膜塑形镜患者视觉质量的研究也可运用波前像差仪。

2. 双通道视觉质量分析系统

双通道视觉质量分析系统（OQAS Ⅱ）囊括了眼光学系统中衍射、散射和像差的综合信息，是目前唯一对视觉质量进行全面客观评价的仪器。更重要的是，它具备目前唯一能实现客观量化眼内散射程度的技术。通过测量调制传递函数截止频率，斯特列尔比，客观散射指数，对比度为100％、20％、9％时的对比度视力，人工晶状体和自然晶状体的调节幅度，其可对人眼视觉质量进行定量分析。OQAS Ⅱ同样可以评估泪膜的质量。OQAS Ⅱ动态地记录视网膜成像过程，客观评价人眼光学成像质量，定量评价眼内散射情况。其测量速度快，测量过程对患者配合情况要求低，测量结果重复性好，实现了客观地测量人眼光学成像质量的目标。但OQAS Ⅱ也有其不足，即无法定量分析各高阶像差，无法测量色差。

综上所述，虽然目前对于视觉质量的评价方法很多，各种方法均有其各自的适用范围，无论何种方法均不能满足所有需要，因此需要产生新的评价方法。最新的研究显示，单一的参数已不能准确反映像差等光学成像质量异常，因此还需要综合考虑和评价其他参数。相信随着视觉科学的发展及其他交叉学科的不断渗入，将会产生更客观、更准确的评估方法和体系，最终使人眼的视觉质量评价体系更加趋于完善。

（刘陇黔　唐昂藏　龚　芮）

思考题

1. 简述不同视力表的优点与局限性。
2. 婴幼儿视力检查时有哪些方法比较常用？
3. 波前像差与几何像差描述光学系统成像质量时有何区别？
4. 在眼视光临床上有哪些评价视觉质量的常用方法，分别有何优缺点？

第五章　屈光不正

眼睛是一个光学系统，外界的物体或者光线经过眼屈光系统的折射及反射后成像在视网膜黄斑中心凹处。如果是正视眼，在调节静息状态下，远处的平行光线经过眼球屈光系统后，焦点正好落在视网膜上。如果没有落在视网膜上，就称为屈光不正，本章节的主要内容是屈光不正的基本概念和临床症状与体征、诊断及矫正方法。

第一节　基本概念

一、眼的屈光系统

眼是人体观察客观事物的感觉器官。外界远、近物体发出或反射出来的光线，均需经过眼的屈光系统折射后，聚焦于视网膜上，再经过视路传达到大脑视中枢而产生视觉。

眼的屈光系统（ocular refraction system）包括角膜（cornea）、房水（aqueous humor）、晶状体（lens）和玻璃体（vitreous）。角膜（屈光指数 1.376）与房水（屈光指数 1.336）的屈光指数相近，二者可以看成一个单球面折射的屈光体（角膜屈光系统）。晶状体位于屈光指数相同的房水与玻璃体（屈光指数 1.336）之间，为另一具有厚凸透镜折射作用的屈光体（晶状体屈光系统）。因此，可把眼的屈光系统看成由两个屈光系统组成的整体，两者屈光力的组合就是整个眼的屈光力。

按照 Gullstrand 测定，眼球的光学常数如表 5-1 所示。

表 5-1　眼球光学常数

项目	常数
角膜前面曲率半径	7.8mm
角膜后面曲率半径	6.8mm
角膜屈光指数	1.376
角膜系统屈光力	43.05D
晶状体前面曲率半径	10mm

续表5－1

项目	常数
晶状体后面曲率半径	−6.0mm
晶状体皮质屈光指数	1.386
晶状体核屈光指数	1.406
晶状体系统屈光力	19.11D
房水、玻璃体的屈光指数	1.336
眼球总屈光力	58.64D

根据以上眼球光学常数，可以设计出和眼球屈光系统相似的模型眼（schematic eye），但是在临床上仍不适用，因此进一步将其简化为一简单的屈光系统，称为简化眼（reduced eye）。Donder 简化眼的光学常数如表 5－2 所示。

表 5－2　Donder 简化眼的光学常数

项目	常数
屈光指数	1.33
角膜弯曲度	5.0mm
前焦点在角膜前	15.0mm
后焦点在角膜后	20.0mm
屈光力	66.67D
节点在视网膜前	15.0mm

二、屈光的三要素

眼在调节静止（不调节）状态下，平行光线经过眼的屈光系统折射后，焦点能否准确地落在视网膜上，形成一个清晰的物像，主要是由角膜屈光力、眼轴长度、晶状体屈光力三方面决定的，称为屈光的三要素。

三、正视眼、屈光不正的概念

（一）正视眼

在完全静止的调节状态下，由远距离（指 5 米以上）目标投射的平行光线，通过眼的屈光系统的折射，清晰地聚焦于视网膜黄斑中心凹处，这种理想的屈光状态称为正视眼（图 5－1）。正视眼的总屈光力、眼球轴长两者相适应。

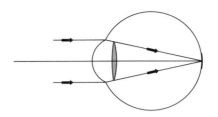

图 5-1　正视眼

　　真正的正视眼在人群中只占 20％。轻度的远视、散光、近视可以通过自然矫正（主要利用调节）而使视力达标（裸眼视力 1.0 或以上），且没有眼位异常、视疲劳等症状。

　　（二）屈光不正

　　平行光束沿眼的光轴投向生理正常状态而又未用调节机能的静息眼，经眼屈光系统折射后不能聚焦于视网膜上，为屈光不正。屈光不正分为球面屈光不正和散光，球面屈光不正又包括近视和远视。球面屈光不正指光束经过屈光介质折射后，像方光束对于光轴呈完全对称，表现为近视和远视。

　　近视（图 5-2）：平行光束沿眼光轴投向生理正常状态而又未用调节机能的静息眼，经眼屈光系统折射后，焦点落在视网膜前。

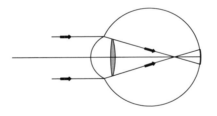

图 5-2　近视眼

　　远视（图 5-3）：平行光束沿眼光轴投向生理正常状态而又未用调节机能的静息眼，经眼屈光系统折射后，焦点落在视网膜后。

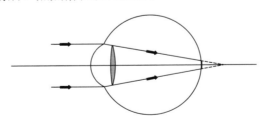

图 5-3　远视眼

　　散光（图 5-4）：眼球不同经线的屈光力如果不一致时，平行光线入眼后不能形成一个焦点而形成两条焦线，此屈光不正称散光。

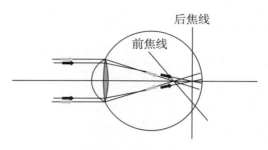

图 5-4 散光眼

（三）屈光不正的流行病学特征

人眼的屈光状态的分布和种族、年龄、地区、职业等有关。犹太人和黄种人近视发生率较高。人眼的屈光情况随年龄增长不断变化。婴幼儿大多呈低度远视状态，到学龄前屈光度逐渐趋于正视，这是一个正视化过程，一般到 7 岁完成正视化。青春期部分人开始出现近视，且随年龄增加不断加深，成人期屈光状态基本稳定。老年人由于晶状体曲度降低、皮质折射率升高、核性白内障等，可呈远视或近视状态。

第二节 近视

一、定义及流行病学特征

调节静息时眼屈光系统使来自外界的平行光束进入眼后聚成的焦点落在视网膜前方，称为近视（myopia）。

近视眼眼轴与屈光系统不相匹配，分为轴性近视和屈光性近视。轴性近视是指眼轴长度超出正常范围，角膜和晶体曲率正常，在不用调节的情况下，平行光线聚焦于视网膜前。屈光性近视是指角膜或晶状体曲率过大，屈光力超过正常，但眼轴长度正常，在不用调节的情况下，平行光线聚焦于视网膜前。

Holden 等于 2015 年的报道称，2010 年全球近视人群为 18.93 亿，占 27%；高度近视人群 1.70 亿，占 2.8%。在东亚地区，如中国、日本、韩国和新加坡，近视患病率接近 50%，远远高于澳洲、欧洲、北美和南美地区。

二、分类

（一）按近视度数分类

（1）-3.00D 以内的为轻度近视。

（2）-3.00~-6.00D 为中度近视。

（3）高于－6.00D的为高度近视。

（二）按眼病理生理学分类

按近视眼病理生理学可分为单纯性近视与病理性近视。

1. 单纯性近视

单纯性近视绝大多数起自青春期，随发育停止而渐趋稳定，故亦称青少年近视。个别成年人早年无近视史，在长时间近距离用眼等明显诱发因素作用下，发生近视。单纯性近视进展较慢，一般为低度或中度，其他视功能多属正常，多数人远视力矫正较好，遗传因素不明显或不肯定。

2. 病理性近视

病理性近视又称进行性近视，多表现为成年后近视度数仍继续增加并伴有眼底病理变化。病理性近视为常染色体隐性遗传，发生较早，持续进行性加深，发展快，近视度数一般大于－6.00D，远视力矫正多不理想，眼轴明显延长，眼底病变在早期即可出现，并进行性加重。

（三）按屈光成分分类

1. 屈光性近视

眼轴长度在正常范围内，眼的屈光系统中有一个或多个成分异常，如屈光介质折射率增高，或曲率半径减小等原因导致的眼球屈光力增强，这种近视称为屈光性近视。

2. 轴性近视

轴性近视为眼轴长度延长超出正常范围，眼的屈光系统的各成分正常的近视状态。单纯性近视多是轴性近视。正视眼眼轴长度在23.5mm左右，当眼轴延长1mm，近视约增加－3.00D。

三、发病机制

一般近视的发生发展受多因素影响，目前主流的观点认为主要有遗传和环境两大因素。近视的发病率因地区和种族而不同。有亚洲地区的研究报道称，父母双方若都是近视，其子女近视患病率高达91％；父母中若有一人为近视，其子女发生近视的可能性为50％；若父母都是正视眼，其子女发生近视的可能性为24.5％。从环境因素考虑，比如长期近距离用眼、户外活动少、休息不充分、维生素缺乏、内分泌不平衡等都可影响近视的发生发展。

四、症状及体征

近视眼的主要临床症状是远视力下降，近视力多正常，单纯性近视眼常可获得较好的矫正视力。早期近视患者远视力不稳定，喜眯眼视物。在一定范围内，近视度数越高，远视力越低，但不一定成比例。

近视眼视近时，所需集合大于调节，为平衡集合与调节，增加调节，导致调节痉挛，加深近视；不用或少用集合，久而久之，集合功能减弱，易引起外隐斜甚至外斜视。由于集合、调节不协调，低度近视眼患者常出现视疲劳。高度近视往往放弃集合单眼注视，反而不引起视疲劳。

单纯性近视呈进展性，20~25岁停止发展。中高度近视多为轴性近视，高度近视视力下降明显，且可致盲，常伴有夜间视力差、飞蚊症、漂浮物、闪光感等症状，并可发生程度不等的眼底改变，主要有：①豹纹状眼底：由于眼球向后伸长，视网膜血管离开视乳头后即变直变细、脉络膜血管亦相应变直变细，同时由于色素上皮层营养障碍，浅层色素消失，使脉络膜血管更加暴露，使约80%的中高度近视眼呈现豹纹状眼底。②近视弧形斑：由于眼轴伸长，巩膜扩张、脉络膜从视乳头颞侧脱开，暴露巩膜形成白色弧形斑，重者可环绕视乳头周围而形成环形斑，斑内可见散在的色素和脉络膜血管。视盘较大，多呈长卵圆形，可稍倾斜，颞侧平坦，鼻侧与近视弧形斑相连。③黄斑部改变：黄斑部可见红变、色素紊乱、出血或形成视网膜下新生血管膜，可发生形状不规则的白色萎缩斑，或有色素沉着呈圆形黑色斑（Fuchs斑）。④视网膜周边部格子状变性、囊样变性，发生视网膜裂孔和脱离的危险性比正常人要大得多。⑤在年龄较轻时即出现玻璃体液化、混浊和玻璃体后脱离等。⑥后巩膜葡萄肿：由于眼球前后径变长，眼球较突出，眼球后极部扩张，形成后巩膜葡萄肿。

假性近视的概念：由于调节痉挛，使正视眼或远视眼表现出一时性的近视现象。主观验光为近视，阿托品睫状肌麻痹后验光近视消失，呈现为正视甚至远视。此过程常出现在近视发生的早期。

五、矫正方法

目前近视矫正的方法主要包括光学矫正和手术矫正。

（一）光学矫正

配戴框架眼镜、软性接触镜、硬性透气性（RGP）接触镜、角膜塑形镜等。光学矫正方法是目前使用广泛、成熟的矫正方式。根据《儿童屈光矫正专家共识（2017）》，近视的矫正策略如下。

1. 婴幼儿
对于婴幼儿，如有表5-3所示屈光度者需考虑配镜。

表5-3 近视婴幼儿建议配镜列表

屈光度/D	1岁	2岁	3岁
近视伴较低的屈光参差（<2.50D）	≤-5.00	≤-4.00	≤-3.00
近视伴较高的屈光参差（≥2.50D）	≤-2.50	≤-2.50	≤-2.00

2. 学龄前儿童

（1）近视度数＞－1.00 D 的学龄前儿童如果出现近视症状，需要对其进行屈光矫正；若其无症状，可暂时观察，每 6 个月随访。

（2）根据专家经验与临床观察，近视度数≤－1.00 D 者需矫正。

3. 学龄儿童

（1）对于视力下降较敏感且有症状的儿童，任何度数的近视均需矫正。

（2）根据专家经验与临床观察，近视度数≤－1.00D 者需矫正。

（3）间歇性外斜视或者有较大外隐斜的近视屈光不正儿童应予全天光学足矫。

4. 随访

一般每 6 个月随访，若本次随访较上次检查度数改变≥0.50 D，需要新的处方。但如果度数只改变 0.25D，矫正后视力即可明显提高者，也可给予新处方。

5. 成人

根据舒适、清晰、持久的原则尽量在最佳视力的镜片中选较低屈光度的镜片。

（二）手术矫正

角膜屈光手术和眼内屈光手术。角膜屈光手术的原理是用准分子激光切削近视眼中央区角膜基质，使角膜屈光力降低，实现矫正近视的目的。眼内屈光手术是指在近视眼者眼中放入一片人工晶状体或更换自身晶状体来达到近视矫正的目的。

（三）近视的预防措施

多户外活动；养成良好用眼习惯；适宜照明的近距离用眼环境；定期检查，如有异常及时矫正；注意营养，加强锻炼，增强体质。

第三节　远视

一、定义及流行病学特征

调节静息状态下，平行光线进入眼球屈光系统后，聚焦于视网膜感光细胞层之后，这种屈光状态称为远视（hyperopia）。亚洲儿童的远视患病率约为 2.2%，成人远视患病率约为 28%。

远视眼的远点是一个虚点，位于眼球后方。远视眼的近点随调节力不同而变化，当调节力大于远视总量时，近点位于眼前的某一点；当调节力小于远视总量时，其近点位于眼球后方。

二、分类

（一）按远视度数分类

（1）轻度远视：+3.00D 及以内的远视。

（2）中度远视：+3.25～+5.00D 的远视。

（3）高度远视：+5.00D 以上的远视。

（二）按屈光成分分类

（1）轴性远视（axial hyperopia）：由于眼轴相对缩短，与屈光系统不相匹配，产生远视。眼轴缩短可能是生理性原因，也可能是病理性原因造成的。

（2）屈光性远视（refractive hyperopia）：眼轴在正常范围内，但眼屈光系统中，一个或多个屈光介质折射率降低，或曲率半径增大，从而导致眼屈光系统的整体屈光力下降，产生远视。

（三）按病理生理学分类

（1）生理性远视（physiological hyperopia）：初生婴儿眼轴平均长度为 16mm，屈光状态大都是远视，这种远视是生理性的。伴随着年龄的增长，眼轴也逐渐增长，远视度数逐渐减少，至学龄期逐步完成正视化过程。生理性远视不伴随眼部病理改变。

（2）病理性远视（pathological hyperopia）：由病理性因素导致的远视，如球内占位导致的眼轴缩短，扁平角膜导致的角膜曲率半径下降等。

（四）按调节状态分类

远视患者通常可以通过晶状体的调节使平行光线聚焦至视网膜上，从而看清远处目标。而视近时则需要付出更多的调节。因此，调节状态对于远视患者非常重要。根据调节状态，远视可分为以下五类。

（1）显性远视（manifest hyperopia）：非睫状肌麻痹验光过程中可以表现出来的远视，即矫正至正视状态时的最大正镜度数。

（2）潜伏性远视（latent hyperopia）：又称作隐性远视，非睫状肌麻痹验光过程中很难完全放松的那一部分远视称为潜伏性远视。这部分远视是由于睫状肌生理性紧张所致的。睫状肌麻痹后可以暴露这一部分远视。随着年龄的增长，睫状肌的生理性紧张减弱，潜伏性远视会逐渐转变为显性远视。

（3）全远视（total hyperopia）：全远视是显性远视和潜伏性远视的总和。理论上，睫状肌麻痹验光所得的度数为全远视。

（4）绝对性远视（absolute hyperopia）：指调节不能代偿的那一部分远视，只能通过正镜片矫正。绝对性远视即非睫状肌麻痹验光时矫正至正视的最小正镜度数。

（5）随意性远视（facultative hyperopia）：指调节可以代偿的那一部分远视，即显性远视与绝对性远视的差值。

举例说明，一名 25 岁的远视患者，远视力为 0.6。主观验光过程中，添加 +2.50D 的镜片后，远视力提高到 1.5。将镜片度数增至 +5.50D，远视力仍然为 1.5，这时再增加正透镜的度数，远视力不仅不增加反而降低。使用睫状肌麻痹剂后检影结果为 +6.50D，分析该患者的远视组成。

该案例中，+2.50D 是患者未能用调节，只有通过镜片所矫正的那部分远视度数，为绝对性远视。再次增加的 +3.00D 是用以代替晶状体可以放松的那部分调节力，为随意性远视。+5.50D 为绝对性远视和随意性远视的和，即显性远视。+1.00D 为使用睫状肌麻痹剂才能暴露的那部分调节力量，为潜伏性远视。潜伏性远视与显性远视的和为 +6.50D，为全部远视。

三、症状及体征

理论上讲，远视患者视远不清、视近更不清。但远视患者的视力好坏与远视程度及调节力的强弱有密切关系。

轻度远视可被调节代偿，而不出现视力降低；即使中度远视，如其调节能力强，常可借调节作用矫正其远视，故能看清外界目标。但远视如不能被调节作用所代偿，即绝对性远视，常导致不同程度的视力下降。对轻度远视，幼儿和青少年由于调节力很强，远近视力均可正常；中年人调节力减弱，视近开始出现困难，易疲劳，不能持久，远视力可能尚佳。对中度远视，年龄小者调节力强，远视力可能尚佳，但近视力多发生障碍；随年龄增大，调节力下降，远、近视力均减退。高度远视，远、近视力均不好。轻度远视在临床上也偶有因调节衰弱出现视力下降。

视疲劳是远视患者的常见症状。由于远视眼无论看远或视近都必须动用调节功能，过度用眼时，调节处于紧张状态，特别在看书写字或做其他视近工作时，很易产生视疲劳。特征是近距离用眼时间一长，则出现视物模糊，眼球沉重、酸胀、干涩、充血和流泪，甚至眼胀痛、头痛，闭目休息、暂停用眼或戴上合适的正透镜后，症状即可消失或明显减轻，称为调节性视疲劳。

远视眼注视远目标时，两眼不需要集合，但必须调节；当两眼视近时，所用调节也常大于集合，造成调节和集合联动关系的失调，易形成内斜视。

中低度远视，若双眼远视度数不等，由于双眼调节的一致性，度数高的一眼长期处于视物模糊状态，易形成弱视。调节难以代偿的高度远视，往往放弃调节，形成弱视，但不形成内斜视。

高度远视眼常常为小眼球，浅前房，易发生青光眼。远视眼由于经常调节紧张，常伴慢性结膜炎、睑缘炎、睑腺炎等。有些远视眼的眼底有假性视神经炎表现，类似乳头水肿，视乳头较小、色红、边界不清，但矫正视力正常，视野正常，长期观察眼底无变化。

四、诊断及鉴别诊断

根据患者的裸眼远、近视力，矫正视力及检影结果，远视的诊断并不困难。但临床上需与调节痉挛性假性近视、老视、假性正视鉴别。

青少年轻度远视，由于读书写字等近距工作过多，有时引起睫状肌异常紧张收缩而痉挛，导致假性近视的发生。此时远视力下降，用负透镜视力增进，用正透镜反而使视力下降，故临床上有将远视误为近视，而配以近视眼镜者。但此时由于误戴负透镜加重调节痉挛，会出现更明显的视疲劳。用雾视法或使用睫状肌麻痹剂，解除睫状肌痉挛后，假性近视便可消除而恢复远视原貌。

远视是一种屈光不正，而老视是生理性调节力的减弱所致视近困难，是一种生理性障碍。虽然两者都用正透镜矫正，但远视眼戴正透镜后既可看清远处，也能看清近处；而老视眼看远不需配镜，戴上正透镜后只能看清近目标，但不能同时用此镜看清远处物体。

调节力较强的轻度或中度远视眼，可借调节作用自行矫正代偿其远视，对远、近目标均能看清，没有明显远视的症状，临床上常被忽略，称为假性正视眼。采用雾视法或睫状肌麻痹剂放松调节后验光，很容易鉴别。

五、矫正方法

（一）框架眼镜矫正

采用正透镜矫正远视，其光学原理是使正透镜的像方焦点与远视眼的远点重合。具体的处方原则根据年龄而有所不同。

根据《儿童屈光矫正专家共识（2017）》，对于婴幼儿，如有表5-4所示屈光度且不伴随斜视者需考虑配镜。

表5-4　远视婴幼儿建议配镜列表

屈光度/D	1岁	2岁	3岁
远视伴较低的屈光参差（<2.50D）	≥+6.00D	≥+5.00D	≥+4.50D
远视伴较高的屈光参差	≥2.50D	≥+2.00D	≥+1.50D

对于3~10岁儿童，若为低度远视，且无斜视、弱视及其他视觉问题，可随访观察。

如出现视力下降，伴双眼视功能障碍或其他功能性视觉问题，则需要矫正远视。若为中高度远视，需要进行光学矫正。一般认为，屈光度数>+3.00D者，必须进行屈光矫正。屈光矫正的度数需结合小瞳孔下检影验光、睫状肌麻痹后检影和主觉验光的结果，同时需考虑调节、双眼视功能评估及患儿的依从性等来确定。另外，高度远视，特别是伴有屈光参差性远视的儿童，他们在早期（2~3岁以前）往往没有明显体征（如尚未表现出内斜视等），往往伴弱视或斜视风险，需更加密切地随访并早期进行干预。

对于10岁以上的儿童，如为低度远视，通常不需要屈光矫正。但如伴有视觉症状或者双眼视功能问题，配戴低度数的框架眼镜往往可以缓解相应症状。10岁以上儿童如为中高度远视，通常需要进行屈光矫正。如不伴有斜视或弱视，屈光处方度数通常为全矫远视度数的1/2~2/3，同时结合潜伏性远视与显性远视的度数来最终确定。

对于屈光状态已经比较稳定、年龄小于40岁的成人患者，调节幅度随年龄增加而逐渐下降，如果因远视而引起视觉疲劳症状，则应给予正镜矫正，远距可适当减量，近距离则需足矫。

40岁以后的成人已逐渐出现老视，远视应采用正镜予以足矫，患者可配戴双光镜或渐变多焦镜。

如患者伴有斜视，需根据斜视的性质、类型来个性化矫正，如远视伴内斜视应足矫，远视伴外斜视应欠矫。最终处方的确定需要结合矫正视力、调节能力及双眼视功能的情况。

（二）接触镜矫正

采用接触镜矫正远视时，由于顶点距离与框架眼镜不同，处方上会存在差异。与框架眼镜相比，获得同样矫正效果的接触镜度数会更高一些。

（三）屈光手术

其原理是采用准分子激光切削远视眼角膜周边区基质，不切除角膜中央，使角膜弯曲度增加，曲率半径减少，以实现矫正远视的效果。

第四节　散光

一、定义及流行病学特征

光束经过屈光介质折射后，不能形成一个焦点而形成两条焦线，此屈光不正称散光。

理解散光需要了解散光的以下两个基本概念。

（1）Sturm间隙：平行光线进入散光眼后形成了两条相互垂直的焦线，两条焦线之间的空间称为Sturm间隙。此间隙内光束形态呈圆锥形，称为Sturm光锥。

（2）最小弥散圆：两条焦线之间最小的光学切面为一圆形，称为最小弥散圆。

二、分类

（一）按散光规则程度分类

（1）不规则性散光：一条或以上子午线上的弯曲度不规则，不能用柱镜片矫正的散光，常见于角膜外伤、角膜瘢痕、翼状胬肉、晶状体脱位、圆锥角膜等。框架眼镜矫正效果欠佳。

（2）规则散光：角膜各子午线曲度不同，但强弱两主子午线互成直角，可用柱镜矫正的散光。规则性散光包括单纯远视散光、单纯近视散光、复性远视散光、复性近视散光、混合性散光。

（二）按屈光状态分类

（1）单纯散光：一条主子午线焦线在视网膜上，另一条主子午线焦线在视网膜前或后。

（2）复性散光：两主子午线焦线均不在视网膜上：①复性近视散光；②复性远视散光。

（3）混合性散光：一主子午线焦线在视网膜前，另一主子午线焦线在视网膜后。

（三）依强主子午线方位分类

（1）顺规散光：强主子午线位于90°或附近。

（2）逆规散光：强主子午线位于180°或附近。

（3）斜轴散光：强弱主子午线不是垂直相交于90°和180°。而是在45°、135°或其附近两侧。

（四）按散光来源分类

（1）角膜散光：散光最常源于角膜前表面形态不规则，所以角膜前表面的变化会对全眼屈光状态产生较大影响。角膜后表面的变化也会产生微小的散光。

（2）眼内散光：可能源于晶状体前后表面、黄斑与视轴的偏离等。

三、散光发病机制

散光源于角膜曲率、晶状体曲率或屈光成分偏斜等。角膜散光是正常人群散光的主要类型。婴幼儿时期一般是顺规散光，随着年龄增加眼睑张力的影响，顺规散光的量可能增加。老年时期眼睑松弛，常常变成逆规散光。一些特殊疾病影响了角膜曲率，比如圆锥角膜，会造成超出正常范围的大散光。

四、症状及体征

完全没有散光的眼其实是几乎不存在的，轻微的散光对视力没有明显影响。比较明显的散光会导致视物模糊和视疲劳。未矫正的散光眼的视力难以预料，虽然焦点没有落在视网膜上，但通过调节可将最小弥散圆落在视网膜上。所以通常未矫正的散光眼视力比同度数球面屈光不正的眼视力好。但持续的调节会导致头痛、眼胀痛及视疲劳等。普遍未矫正的散光眼视力的情况如下：低度混合散光、复性远视散光视力较复性近视散光好，垂轴散光视力好于斜轴散光。

五、矫正方法

目前散光矫正的方法同其他屈光不正，主要包括光学矫正和手术矫正。

（一）光学矫正

圆柱镜或球柱镜，类型有框架眼镜、软性散光接触镜、RGP 接触镜等。

1. 婴幼儿

对于婴幼儿，如有表 5-5 所示屈光度者需考虑配镜。

表 5-5 散光婴幼儿建议配镜列表

屈光度/D	1 岁	2 岁	3 岁
散光伴少量屈光参差（<2.50D）	≥3.00	≥2.50	≥2.00
散光伴明显屈光参差	≥2.50	≥2.00	≥2.00

2. 学龄前及学龄儿童

超过 1.50D 的顺规及逆规散光和超过 1.00D 的斜轴散光需配镜矫正。在前面小节中所述需要矫正的远视或近视同时伴有散光时，如散光≥0.50D，需同时矫正散光。如果只伴 0.25D 散光，但矫正后视力明显提高者，也应给予矫正。初诊 2.00D 以上散光或随访时散光变化较大者应检查角膜地形图或进行眼前节分析系统以排除圆锥角膜可能。

3. 随访

一般每 6 个月随访，如伴随斜视或弱视，建议每 3 个月随访，重度弱视建议每月随访。

4. 成人

（1）低度散光。建议全部矫正。年龄越小越容易适应柱镜。

（2）较大度数散光。不一定全矫，应以患者所接受为限。如果和旧处方相差较大，应谨慎调整。

（3）逆规散光和斜轴散光。矫正时应告知患者需要适应的时间。如果散光度数较大且逐年增加，应进一步筛查角膜地形图排除圆锥角膜。

5. 不规则散光

不规则散光是散光类型中比较少见的。通过常规的柱镜或球柱镜来矫正较为困难。可采用 RGP 形成泪液透镜，让不规则的角膜前表面重新形成光滑的屈光界面。也可考虑角膜激光手术。

（二）手术矫正

内容可参考本章第二节中的近视手术矫正。

第五节　屈光参差

一、定义及流行病学特征

近视、远视和散光都是针对单眼，而双眼间屈光度的差异称为屈光参差（anisometropia），这个概念在 1867 年由 Kaiser 首次提出。双眼屈光度绝对相等在自然界非常少见，大部分都有一定量的屈光度差异，这是普遍现象。临床上一般把屈光度差异≥1.00D 定义为屈光参差。屈光参差分为等效球镜度参差（anisometropia of the spherical equivalent）和散光参差（anisoastigmatism），前者指的是双眼等效球镜度的差异，后者指的是散光的差异。

基于临床定义，屈光参差并不十分常见，大部分研究都报道屈光参差的发病率不超过 10%。屈光参差的发病与年龄相关，儿童发病率较低，而成人发病率相对较高。日本的一项研究发现，6 岁儿童的屈光参差发病率为 1.43%，11 岁增加到 3.14%。

二、成因

屈光参差的形成，既有先天遗传因素的影响，也有后天发育因素的作用。人出生后，在眼的发育过程中，眼轴不断延长，而角膜和晶状体逐渐变平，由于眼轴对屈光度影响更大，故远视不断降低，向正视发展，这个过程即正视化现象。在多种因素作用下，若发育不足则停留在远视阶段，若发育过度则成为近视，双眼在这一过程中发育进度不同，则可引起屈光参差。另外，斜视、眼外伤、上睑下垂、眼睑血管瘤、眼部手术等均可导致屈光参差。

大部分屈光参差都有眼轴长度的差异。另外，角膜曲率半径、晶状体透明度、晶状体屈光力、前房深度也与屈光参差有关。

三、症状及体征

屈光参差过大，当双眼视网膜成像大小相差超过 5％时，就会出现融像困难而发生双眼视功能障碍，影响立体视觉，并出现眼部不适、复视、头疼、眩晕、烦躁、恶心等视疲劳症状。当一眼正视或轻度远视而另一眼近视；看远时用正视或轻度远视眼，看近时用近视眼，即出现交替视力，个体极少出现视疲劳。对于小儿，当两眼屈光参差较大（远视性屈光参差≥1.50D，散光参差≥1.00D），度数较高眼的成像被视觉中枢抑制，发生弱视，称为屈光参差性弱视。屈光参差因视网膜成像不等大发生融像困难可导致斜视，小儿大部分为内斜，成人大部分为外斜。

四、矫正方法

屈光参差可使用光学或手术的手段予以矫正。

（一）框架眼镜

对于较高度数的屈光参差，可选用缩径镜片、高屈光指数和非球面设计的镜片，以控制厚度和重量，减小像差；同时，框架眼镜应采用较短的顶点距离，以减小双眼间的视网膜成像大小差异。

理论上屈光参差应全矫正，对于≤2.00D 的屈光参差一般可耐受框架眼镜矫正，而较大的屈光参差若不能耐受，可适当降低矫正量以适应。对于交替视力的屈光参差患者，若只愿戴框架眼镜又不耐受全矫，可给予交替注视的处方，即让一只眼看远，另一只眼看近。一些成年人若戴镜后出现视疲劳症状，可同时利用不等像视镜进行不等像视（aniseikonia）的矫正。该镜的特点是既不改变眼的调节，不也影响屈光状态，其作用是改变视网膜像的大小。

小儿对屈光参差的适应能力较强，甚至 5.00D 以上都可耐受，所以对于小儿，更应全矫，以预防和治疗弱视。

（二）接触镜

接触镜是矫正屈光参差最好的非手术选择，由于接触镜极大地降低了双眼视网膜成像大小差异，利于融像，也不改变视野，特别适合较高度数的屈光参差。小儿眼球发育未完成，不宜行角膜和眼内屈光手术，接触镜是更推荐的选择。

（三）手术

对于成年人，可以考虑行角膜屈光手术或有晶状体眼后房型人工晶状体植入术，来降低两眼的屈光度差异。

对于单眼无晶状体眼，植入人工晶状体是最佳的选择，符合生理特点，光学质量高。首选植入位置在囊袋，次选睫状沟，若前两者都不行，可选择悬吊人工晶状体植入。

（四）治疗原发疾病

对于上睑下垂、眼睑血管瘤、翼状胬肉等引起的较明显的屈光参差，可进行手术等针对原发疾病的相关治疗。

（马　薇　唐　莉　杨　必　杨旭波）

思考题

1. 对于儿童及青少年的单纯性近视的常见矫正方法有哪些？
2. 屈光参差伴弱视的儿童的屈光矫正有哪些注意事项？
3. 请简述远视眼与视疲劳的关联。

第六章　客观验光

　　了解屈光不正患者的屈光状态的各种方法和技术就是验光（refraction）。从光学角度上讲，验光就是让位于无穷远处的物体发出的平行光线通过眼前的矫正镜片及眼球的屈光系统后恰好在视网膜黄斑中心凹聚焦。验光是眼视光学工作者最基础、最常用又最重要的工作之一。按验光方法来分，验光可分为客观验光和主觉验光。通过客观验光可以迅速了解被检者初步的屈光不正度数，为随后的主觉验光奠定良好的基础。就验光设备而言，除了镜片箱和检影镜等常规设备外，还有电脑验光仪和综合验光仪。

　　客观验光（objective refraction）是指在不需要被检者提供视力好坏信息的前提下，检查者借助某种光学工具来测量被检眼的屈光状态。常用的客观验光法主要包括检影验光法和电脑验光法。

第一节　检影验光法

　　检影验光法的全称为视网膜检影法（retinoscopy，skiascopy），检影验光法是一种客观的验光方法。检影镜又称为视网膜镜。1859 年 William 于偶然间用检眼镜检查散光眼时发现了一个特殊运动的反光，直到 1873 年才由 Cuignet 应用于临床。1884 年 Smith 建议用检影（shadow test）这个名词。1926 年 Copelamd 首次推出带状光检影镜。带状光检影镜提高了检影验光法的准确度，尤其是对于散光的检影，使散光轴向的检影易于辨识，且非常准确。

　　检影验光法是一种客观测量眼球屈光状态的方法，其利用检影镜将一束光线投射到被检者的眼球屈光系统直达视网膜，光线再从被检眼的视网膜反射回来抵达检影镜，穿过检影镜窥视孔（又称检影孔），被检查者观察到。这些视网膜反射光线经过被检眼眼球的屈光系统后发生了改变，通过分析反射光线的变化可以判断被检眼眼球的屈光状态，这也是检影分析的主要依据。由于检影验光法是检查者对客观的反射光线的主观判断过程，熟练掌握检影法需要较长时间的实践和总结，因此，检影验光法也可以看作一门艺术。

　　检影验光法不受被检者主观意识的影响，所用器械仅有检影镜，器械简单，价廉而实用。眼视光学工作者精通检影法后能在验光过程中减少很多困难，从而节约整个验光的时间，给被检者带来便利。尤其对于依从性不足的婴幼儿，检影验光法是最好的选择；一些疑难病例的验光，如不规则散光、弱视、眼球震颤、白内障等的验光，用检影验光法易操作，且结果可靠。但是检影验光的结果仅提供了一个客观的验光结果，不能代表被检者主观的视觉感受。因此，不能直接用于配镜处方。根据是否有调节参与，检影分为静态检影和动态检影，动态检影是为了测量人眼的调节反应和调节幅度，静态检影是为了初步了解人眼的屈光状态，本章内容讲述的均是静态检影。

（一）检影镜的结构

检影镜分为两种类型：带状光检影镜和点状光检影镜。目前临床上常用的是带状光检影镜。

1. 点状光检影镜

点状光检影镜可分为两个部分：镜头部分和镜筒部分。镜头部分由聚光镜、45°平面反光镜、作为光源的灯泡（一般为 3.5V，0.3A）组成。国产点状光检影镜使用的是 3V 小电珠，电珠形状要圆，灯丝位置正，使之发出的光线成圆团状。45°平面反光镜对镀膜质量要求较高，以使之反射光线均匀，中央未镀膜的小圆孔直径约为 2mm，供检查者观察映光用，圆孔不宜太大，否则暗影较大，会影响影动的观察。检影镜发出的光线，无中间暗影，电珠与电源之间采用聚光透镜，将电珠发出的光线会聚，但仍然是散开光线，只是光束相对集中。电源要稳定，可以用电池或交流电。使用电池的检影镜虽然方便，但是检影镜的光亮度会因为电池的电压不足而变暗，影响检影。而交流电则能保持稳定的光亮度。

2. 带状光检影镜

带状光检影镜（图 6-1）的结构比较复杂，总体分为投影系统和观察系统两部分。

（1）投影系统。

检影镜的投影系统用来照明被检者的视网膜，该系统包括以下几个部分：①光源：带状光检影镜的光源为线性灯丝灯泡，灯丝呈直线状，发出的光线为一条光带，转动检影镜的聚焦套管就可以转动带状光源，称为子午线控制。②聚焦凸透镜：设置在光路中，将光源发出的光聚焦。③45°平面反射镜：设置在检影镜的头部，将灯泡发出的光线转 90°方向。④聚焦套管：套管通过上移或下移可以改变灯泡与聚焦凸透镜之间的距离，从而改变投射光线的聚散性质，或变为发散光源，或变为会聚光源；套管位置与光线聚散的关系因检影镜的品牌不同而有所不同，有的检影镜的套管移动是移动聚焦凸透镜，而有的则移动灯泡。

（2）观察系统。

从检影镜的观察系统可以观察被检者的眼底视网膜反射回来的光线，部分反射光线进入检影镜，通过反射镜的光圈，再从检影镜头后的窥视孔中出来，检查者通过检影镜的窥视孔来观察视网膜的反射光。当检查者将检影镜的带状光移动时，可以观察到投射在视网膜上的反射光的移动，通过光带和光带移动的性质可以确定眼球的屈光状态。

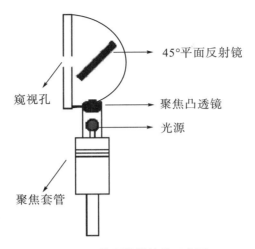

图 6-1　检影镜的结构示意图

（二）检影验光法的原理

　　检查者手持检影镜，将光线投射至被检者的眼底，并沿一定的方向来回移动该投射光线，然后观察被检者眼底视网膜反射回来的光线的移动方向，检查者通过判断反射光线是聚焦在检查者的眼平面前后还是恰好聚焦在检查者的眼平面（顺动、逆动或中和），就可以求出眼睛的远点位置，然后再在被检者眼前放置一定屈光度的透镜，使从被检者视网膜反射回来的光线恰好聚焦在检查者眼平面，此时被检者眼的远点移至检查者的眼平面位置，从而就可以获得被检者眼的屈光度。检影验光法的原理如图 6-2 所示。

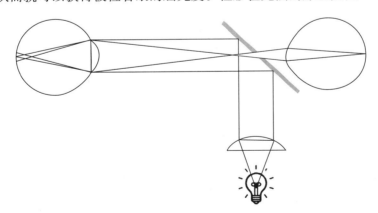

图 6-2　检影验光法的原理图

1. 光路

　　检影镜的光路分为入射光路和反射光路两部分。

　　（1）入射光路：检影镜的投射光线一般为散开的光斑。通常在被检者眼前 1m、0.67m 或 0.5m 远，投射至被检者的眼内，光线经过角膜、瞳孔、房水、晶状体、玻璃体直至被检者的视网膜，这一光路称为入射光路。入射光路会受到多方面因素的影响：①屈光系统混浊的干扰，比如角膜混浊、晶状体混浊、玻璃体混浊等。无论屈光系统的哪一部分混浊，都会影响被检者视网膜的照度。②瞳孔大小的影响。瞳孔越大，入射光束越宽，瞳孔越小则入射光束越窄，则不易准确观察影动。

（2）反射光路：检影镜投射光线到达被检者的视网膜后。视网膜就如同平面反射镜，再将这一束光反射回来。光束沿着原来的路径，经视网膜、玻璃体、晶状体、房水、角膜再到检影镜，检查者通过检影镜的窥视孔观察到反射光线。由于被检者屈光状态的差异，从眼底视网膜反射回来的光线有以下三种情况：①被检者为正视眼时，反射光线为平行光线；②被检者为远视眼时，反射光线为散开光线；③被检者为近视眼时，反射光线为会聚光线。

2. 反射光带的移动规律

由于被检者屈光状态的不同，检影镜位置和被检者眼睛的远点位置所形成的眼底影动与检影镜光带移动的关系也因此而不同，可分为以下三类：①顺动：当被检眼为远视眼、正视眼或远点距离大于检影工作距离的近视眼时，被检眼内的反射光线到达检影镜时还没有聚焦，于是反射光线的焦点落在检影镜的后方或没有实焦点。此时检查者将检影镜向下倾动时，被检眼的上部分反射光线被检影镜平面反射镜窥视孔的上缘遮盖而变黑，似乎形成反射光下移的现象，此时检查者观察到反射光移动方向与检影镜的移动方向相同，故称为顺动（with movement）。简单地说，顺动也就是视网膜反射光线的移动方向与检影镜的移动方向相同。②逆动：当被检眼为近视眼时（远点距离小于检影工作距离），被检眼的反射光线在到达检影镜之前先会聚然后再发散，于是反射光线的焦点落在检影镜与被检眼之间。此时检查者将检影镜向下倾动时，被检眼内的下部分反射光线被检影镜的平面反射镜窥视孔的上缘遮盖变黑，形成似乎反射光上移的现象，此时检查者观察到反射光移动方向与检影镜的移动方向相反，故称为逆动（against movement）。简单地说，逆动也就是视网膜反射光线的移动方向与检影镜的移动方向相反。③中和：当被检眼的远点距离等于检影镜的工作距离时，被检眼的反射光线的焦点恰好落在检影镜的平面反射镜窥视孔之内，此时检查者将检影镜向下倾动时，被检眼的反射光线不被遮盖，被检眼的瞳孔内充满明亮的橙红色反射光线，这种现象称为中和（图 6-3）。

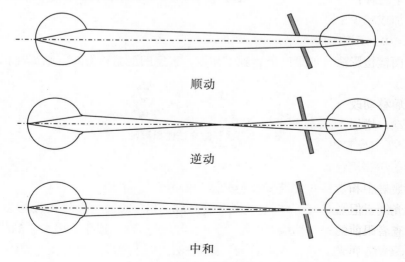

顺动

逆动

中和

图 6-3　反射光带的移动规律

3．反射光的性质

反射光的动向、亮度、速度及宽度反映被检眼的屈光状态，也就是说检查者通过对反射光的动向、亮度、速度及宽度这四方面的观察，便可了解被检眼的屈光状态。因此，动向、亮度、速度及宽度称为反射光的四要素。

（1）反射光的动向：如果反射光的移动方向与检影镜的移动方向相同，则称为顺动；反之，如果反射光的移动方向与检影镜的移动方向相反，则称为逆动；如果反射光不随检影镜的移动而移动，即反射光不动，则是达到了中和。观察反射光时，我们先要判断反射光的动向，也就是判断影动是顺动还是逆动，由此来判断需要加正球镜还是负球镜。检影过程中，如果是顺动，则加正球镜；如果是逆动，则加负球镜。

（2）反射光的亮度：被检眼无论是远视还是近视，随着被检眼屈光不正的程度增加，反射光亮度越暗。如果被检眼的屈光不正大于 6.00D 时，反射光非常昏暗，甚至不能辨其动向；被检眼的屈光不正越接近中和点，反射光越明亮。反射光一般呈橙黄色，但颜色深浅因被检眼的屈光状态及不同的眼病而异，比如白化病患者，其反射光呈红灯笼色。

（3）反射光的速度：反射光的运动速度随着被检眼屈光不正度数的增加而变慢。越接近中和点，影动速度越快。但是到达中和点时，瞳孔满圆，就不能观察到反射光的影动了。

（4）反射光的宽度：离中和点越远，反射光的光带越窄；越接近中和点，反射光的光带越宽；当到达中和点时，瞳孔满圆。但是在高度屈光不正眼的检影中，离中和点很远时光带可能也比较宽，但是颜色非常暗淡，这种称为"假性中和点"。

4．中和点的判断

中和点其实不是一个点，受被检眼球差等因素的影响，中和点实际上是一个区，因此也称为中和区。中和区的大小受被检眼的瞳孔大小及检影距离等因素的影响。被检眼瞳孔越大，中和区越大；反之则越小。检影工作距离较近时，该区就较小。中和点的判断方法有以下三种：

（1）增加或减少+0.25D 的球镜：如果已经达到中和点，增加+0.25D 影动将变成逆动；减少+0.25D 影动将变成顺动。

（2）凹面镜检影法：如果已经达到中和点，当用凹面镜检影时，则可观察到瞳孔满圆的现象。

（3）前后移动改变检影工作距离：如果已经达到中和点，减少检影的工作距离，影动将变成顺动；增加检影的工作距离，影动将变成逆动。

5．工作距离与工作镜

由于不同的被检者有不同的屈光状态，检影所需的中和镜片屈光度也不同。如果镜片的屈光度恰好中和被检眼的屈光不正，那么理论上我们就能在无穷远处看到来自视网膜上的平行光线，但是检查者是不可能在无穷远处进行检影的。因此，我们将一个正透镜放置在检查者眼前的某一距离来达到无穷远的效果，这就是工作镜。工作镜的屈光度必须与检影距离的屈光度一致。由于检查者是因为检影工作的需要，才加上一定屈光度的工作镜，那么我们在计算被检眼的屈光结果时，就必须减去这个工作镜。例如，检查者在距离被检者 1m 处进行检影，为了达到检查者坐在无穷远处进行检影的效果，检查者就须将+1.00D 的镜片放置在被检者眼前，那么最终的检影结果就应该减去+1.00D。这个减去的正球镜的屈光度，称为工作距离焦度，即检影距离的倒数。计算检影最终处方屈光度的公式为：

$$D = D_r - 1/d_w$$

式中，D 为处方屈光度，D_r 为检影中和光度，d_w 为工作距离，以米为单位。临床上我们常用的工作距离为 1m、67cm、50cm，那么我们检影结果就需要相应地减去+1.00D、+1.50D、+2.00D。例如，在 67cm 处检影，达到中和所用的镜片屈光度为+3.00D，则该被检眼的检影结果为+3.00D−（+1.50D）＝+1.50D。

（三）静态检影验光操作步骤

静态检影（static retinoscopy）是指在整个检影验光的过程中被检眼的调节和集合始终处于静止不动的状态。在小瞳或睫状肌麻痹状态下均可以进行静态检影验光。静态检影验光的准确性受到被检者调节力的影响。在小瞳状态下检影时，由于被检者存在调节，因此在检影验光时被检者须注视 5m 以外的目标，以充分放松调节，但是由于距离的改变会引起调节和集合的改变，因此我们将这种状态称为相对静止状态，在这种状态下进行检影验光称为相对静态检影验光。睫状肌麻痹后由于调节力被完全放松，因此调节力处于完全静止状态，我们将这种状态称为绝对静止状态，在这种状态下的检影也叫绝对静态检影。对于无法配合的检查者，比如婴幼儿无法进行主觉验光检查，静态检影验光结果可以作为开具配镜处方的依据。

1. 操作前准备

（1）检影检查室内照明偏暗。让被检者舒适地坐在检查椅上，调整好座椅高度，以使被检者的眼睛与检查者的眼睛在同一水平上。嘱被检者戴好试镜架。如果是在综合验光仪上检影验光，则需先将综合验光仪与被检者接触的部位清洁消毒，之后将综合验光仪放在被检者眼前，调整好仪器高度，使被检者的双眼位于视孔中心。同时调整仪器瞳距与被检者的瞳距一致。

（2）嘱被检者双眼均睁开，并注视远处的视标，一般是小数视力为 0.05 的字母 E 视标，或其他同等大小的儿童视标。检查者面对着被检者，双眼睁开与被检者的双眼保持在同一水平。检查者用右手持检影镜，用右眼检查被检者的右眼，用左手持检影镜，用左眼检查被检者的左眼。检影工作距离可以是 50cm、67cm 或 1m。通常先检查被检者的右眼，随后检查左眼，未检查眼不需要遮盖。

2. 基本操作步骤

（1）打开检影镜的电源，让光投射进被检者的眼内，然后从窥视孔中观察被检者瞳孔内的反射光。检查者应注意不要遮住被检者注视的远处视标，否则在小瞳检影的情况下可能会引起被检者眼睛的调节。

（2）检查者一边摆动检眼镜，一边观察被检者瞳孔内反射光的影动。可以改变检影镜套筒的位置或者前后移动检查距离，并 360°转动检影镜的光带，迅速判断影动的性质，以初步确定被检者屈光状态为球性（近视、远视）或散光。

（3）确定主子午线轴向。

①一致性移动：当用检影镜扫描一条子午线时，如果带状投射光与反射光带所指向的方位一致，即两者为平行线，则无论两者是顺动还是逆动，均称为一致性移动。如果两者均为顺动则称为一致性顺动，如果两者均为逆动则称为一致性逆动（图6-4）。

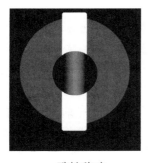 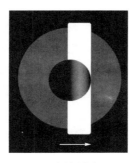 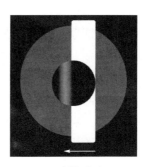

一致性移动　　　　　　　一致性顺动　　　　　　　一致性逆动

图6-4　一致性移动检影图

②非一致性移动：带状投射光与反射光带的轴向不一致，即两者不相平行（图6-5）。当移动检影镜的投射光带时，两者的移动方向也不一致，则称为非一致性移动。如果呈现非一致性移动，则旋转调整带状投射光的方位，使其与反射光带所指向的方位一致。

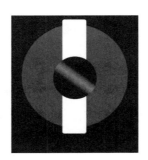

图6-5　非一致性移动检影图

（4）球面屈光不正的检影。

①如果被检者为球面屈光不正，则用带状检影镜扫描各子午线时，带状投射光与反射光带均呈现一致性移动。当360°转动检影镜光带时，如果各个方位投射光带的宽度相等，也可以确定为球面屈光不正。

②观察反射光是顺动还是逆动，如果是顺动则逐步增加正球镜；如果是逆动则逐步增加负球镜。光带越暗时加屈光度大的球镜，光带变亮时加屈光度小的球镜，直至达到中和。这时所加的球面透镜屈光度为检影屈光度。

③用"十"字图形分别记录两条主子午线的屈光度。由于被检眼球面屈光不正，所以两条主子午线的屈光度数相同。

④记录。如果检影的工作距离为1m，被检眼的屈光不正度数＝达到中和时所加的球镜度数－（＋1.00D）。

（5）散光的检影。

①如果被检者存在散光时，360°转动检影镜光带时，反射光带和投射光带可呈现非一致性移动，并且各个方位投射光带的宽度不相等。当反射光带与被检眼眼主子午线呈一定夹角时，转动投射光带时会发现反射光带和投射光带不平行而成一定角度，这种现象也称为"剪动现象"。

②找到两条主子午轴的方向。360°转动检影镜光带，当带状投射光与反射光带所指向的方位一致，即出现一致性移动，这时所扫描的子午轴向为被检眼的主子午轴向。当确定一条主子午轴向后，另一条主子午轴向与其相差90°。

③确定了主子午轴向的方位后，通过判断影动的顺动或逆动来分别中和两条主子午轴线的度数。两条主子午轴线可以分别用球镜中和，也可以一条主子午轴用球镜中和，另一条主子午轴用球柱联合镜来中和。一般来说，先中和其中任意一条主子午轴线，然后将检影镜光带转动90°，再中和与第一条主子午轴线相垂直的另一条主子午轴线。

④360°转动检影镜光带，重新确认各主子午轴线是否已经达到中和。如果各主子午轴线都已达到中和，则不管检影镜光带转到什么方位，都会出现中和现象。

⑤用"十"字图形分别记录两条主子午线的屈光度。由于被检眼存在散光，所以两条主子午线的屈光度数不一致。

⑥记录。如果检影的工作距离为1m，被检眼的屈光不正度数＝达到中和时所加的球镜度数－（＋1.00D）/柱镜度数×柱镜轴位。

（6）右眼检影结束以后，按照上述步骤检查左眼，直至左眼达到中和。

（7）以被检眼的检影验光度数作为初始数据，进行后面的主觉验光流程。

3. 检影验光注意事项

（1）检影验光最好在暗室中进行。

（2）嘱被检者充分睁开双眼注视远处目标，尽量放松调节。

（3）整个检影验光过程中，检查者应保持双眼睁开，检查者的左右眼分别检查被检者的相应眼。

（4）检查者如果有屈光不正，应戴矫正镜再行检影。

第二节　电脑验光法

电脑验光仪是验光检查技术和计算机软件技术相结合的产物。与检影验光法类似，电脑验光法也属于客观验光法。但是前者需要有丰富的验光经验，需要长时间的练习才能熟练掌握检影验光技术，而电脑验光技术较易操作和学习。行电脑验光检查的被检者不需要麻痹睫状肌，即能迅速检查出屈光度数。一般情况下，电脑验光法测量的屈光结果比检影验光测量的屈光结果更高，所以，电脑验光只能给检影验光或主觉验光提供参考，而不能代替检影验光及主觉验光。

（一）电脑验光仪的结构

由于生产厂家不同，电脑验光仪的结构也会有所不同。一般来说，电脑验光仪的结构有以下五个部分（图 6-6）：①注视光标：供被检者注视用。②下颌托、头靠：在检查过程中固定被检者的头位。③操纵杆：通过上下、左右、前后移动来进行调焦和调整被检者眼球的位置。④显示屏：用来显示被检查眼球的位置和测量结果。⑤打印机：打印验光结果及角膜曲率等。

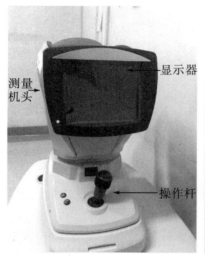
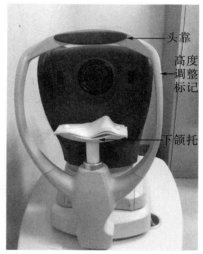

图 6-6 电脑验光仪的结构示意图

（二）电脑验光仪的原理

电脑验光仪的原理基于间接检眼镜，通过改变进入眼球光线的聚散度使模拟的远处光标清晰成像在被检者的视网膜黄斑中心凹上而自动计算被检眼的屈光度。电脑验光仪采用两个物镜（正透镜）和一个分光器，光线从瞳孔进入电脑验光仪，检测光标可以沿着投影系统的轴向移动位于前焦面的投影镜片成像在无穷远处，则在正视眼的视网膜黄斑中心凹上清晰聚焦。如果被检眼有屈光不正，检测光标则前后移动，使其恰好在视网膜黄斑中心凹上成像。

与检影验光法或主觉验光法相同的是，电脑验光法对于被检者调节的控制尤为重要。电脑验光仪的注视光标均设计在无穷远处，但是由于仪器本身离被检者的眼睛很近，就容易诱发近感知性调节。为了放松被检者的调节，将注视光标设计成"雾视化"。于是在测量开始前，被检者首先会看到一个"雾视"的注视光标，以达到放松调节的作用，但是此操作仍然无法完全消除被检者的近感知性调节，从而使得检查结果呈近视过矫或远视欠矫。

（三）电脑验光法的检查步骤

1. 操作前准备

（1）清洁消毒电脑验光仪的下颌托和头靠。

（2）打开电源开关。

（3）检查前嘱被检者摘掉其框架眼镜或者角膜接触镜。

（4）初始化仪器的参数，比如柱镜的符号、顶点距离、监视器的显示参数、注视目标的选择、打印方式等。

（5）调整仪器整体高度，嘱被检者把下颌放在下颌托上，额头紧贴头靠，调整下颌托高度使被检者的眼外眦与颌托支架上的高度标准对齐，并嘱被检者在整个检查过程保持头部不动。

2. 基本操作步骤

（1）选择需要检查的项目，通常只需要检查屈光度，根据需要可以查角膜曲率，不同厂家和不同型号的仪器功能有所区别。

（2）嘱被检者注视正前方仪器内的注视光标。

（3）通过仪器的监视器屏观察被检眼眼球的位置，如果是半自动电脑验光仪，则使用操纵杆前后移动调焦使眼球图像清晰，同时上下左右移动操纵杆使角膜反光点位于被检眼的瞳孔中心。如果是全自动电脑验光仪，则直接按下操纵按钮，仪器可以自动调焦完成检查。

（4）按下操纵按钮，即可测量被检眼的屈光度和/或角膜曲率，仪器会自动测量3次。

（5）重复上述步骤检查另一眼的屈光度和/或角膜曲率。

（6）仪器自动选择可信度较高的结果进行打印。

（四）注意事项

（1）头位和眼位的倾斜会导致检查结果的偏差，尤其对散光的检查影响较大。因此整个检查过程中被检者的头部应保持不动，并尽量减少眨眼，注视远处光标，充分放松调节。

（2）对于屈光介质较浑浊、泪膜不稳定、角膜屈光手术后、圆锥角膜、瞳孔小或不规则瞳孔、注视功能较差的被检者，电脑验光仪检查结果误差较大，需要结合检影验光和主觉验光来确定最终验光结果。

（3）由于儿童或青少年的调节力很强，可能会使检查结果呈近视过矫或远视欠矫。

（伍 叶）

思考题

1. 在1m处进行透镜检影验光，反射光发生明显逆动，此时被检眼处于什么屈光状态？

2. 简述检影验光的中和点怎么判断？

3. 在67cm处检影验光，达到中和所用的镜片屈光度为+5.00D，请根据检影验光的最终处方屈光度公式计算该被检眼的检影验光结果。

第七章 综合验光仪主觉验光

第一节 综合验光仪结构

综合验光仪由验光盘和视标两部分组成。验光盘（图7-1）包括主透镜组（球镜组、柱镜组）、视孔、内置辅镜、外置辅镜（交叉圆柱透镜、旋转式棱镜）、调整部件，视标包括投影远视标和近视标。

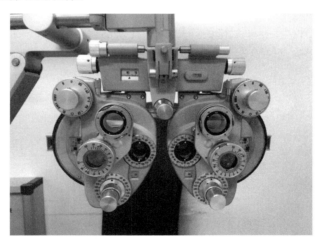

图7-1 综合验光仪验光盘

一、验光盘的结构

（一）主透镜组

（1）球镜：验光盘上有两个球镜调控轮，分别是球镜粗调手轮（图7-2）和球镜细调转轮（图7-3），球镜粗调手轮每调一档，球镜度数改变3.00D，球镜细调转轮每调一档，球镜度数改变0.25D，两个转轮联合使用，球镜可调范围为－19.00～＋16.75D，级差0.25D。

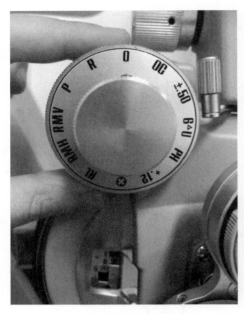

图 7-2 球镜粗调手轮

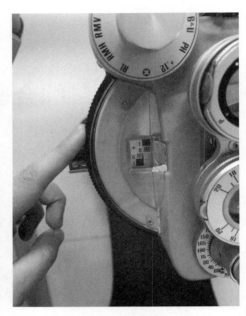

图 7-3 球镜细调转轮

（2）柱镜：验光盘上有两个柱镜调控手轮，分别调控柱镜的轴向（图 7-4）和度数（图 7-5）。综合验光仪验光盘上只有负柱镜，柱镜度数可调范围为 $0 \sim -6.00D$，级差 0.25D，柱镜轴向可调范围为 $0° \sim 180°$。旋转柱镜轴向手轮时，游标会一起旋转，"▲"指向的刻度即为柱镜的轴向。图 7-4 上柱镜轴向为 60°。

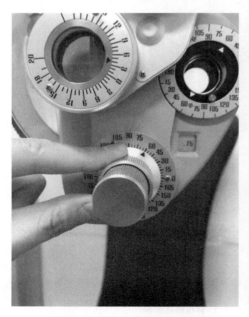

图 7-4 柱镜轴向调控手轮

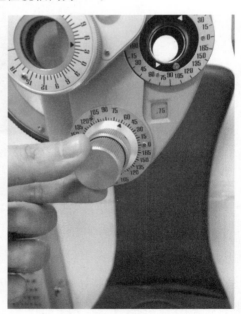

图 7-5 柱镜度数调控手轮和视窗

（二）视孔

视孔（图 7-6）是被检者注视视标的通道，检查时被检者双眼应对准视孔中心处。验光盘左右各有一个视孔，分别对应左右眼，视孔周围有柱镜轴向刻度和游标，旋转柱镜轴向手轮时，游标会相应联动。

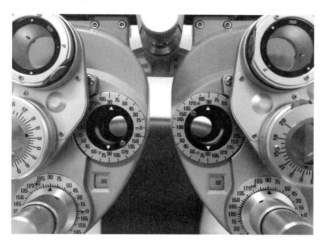

图 7-6　视孔

（三）内置辅镜

内置辅镜如图 7-7 所示。

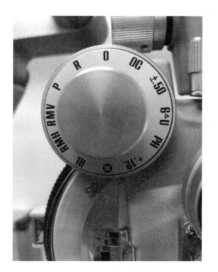

图 7-7　内置辅镜

（1）O 或 O：无镜片或平光片。

（2）OC：黑片。

（3）R：视网膜检影片，为 +1.50D 的镜片，用于 67cm 检影验光。

（4）P：偏振片，用于验证（验光处方）双眼矫正程度是否平衡或进行立体视检查。

（5）±.50：±0.50 的交叉圆柱镜，用于检查老视或调节反应。

（6）RL：红色镜片，用于检查双眼视功能的差异及融合功能。

（7）GL：绿色镜片，功能同红色镜片。

（8）PH：针孔镜片，若裸眼针孔视力无改善，则被检眼可能并非屈光不正性视力不良，可能无法进行屈光矫正。

（9）RMV：红色垂直马氏杆透镜，用于检测隐斜。

（10）RMH：红色水平马氏杆透镜，功能同上。

（11）WMV：白色垂直马氏杆透镜，功能同上。

（12）WMH：白色水平马氏杆透镜，功能同上。

（13）$6^{\triangle}$U：$6^{\triangle}$底向上三棱镜，与旋转棱镜配合检测水平隐斜。

（14）$10^{\triangle}$I：$10^{\triangle}$底向内三棱镜，与旋转棱镜配合检测垂直隐斜。

（四）外置辅镜

外置辅镜（图 7－8）包括交叉圆柱镜和 Risley 旋转棱镜，使用时将其旋转到视孔前，转到位时会听到“咔”声。

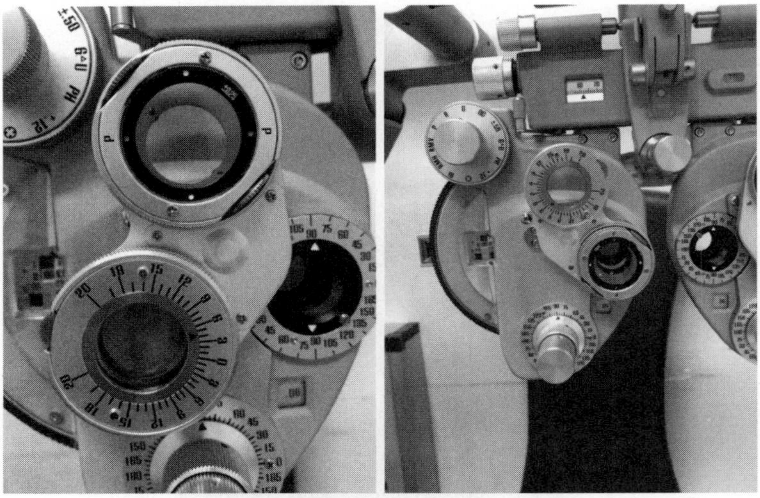

图 7－8　交叉圆柱镜和 Risley 旋转棱镜

（1）交叉圆柱镜：验光盘上左右各有一组±0.25DC 交叉圆柱镜，用于精确散光轴向和度数。交叉圆柱镜分内环和外环，内环上的白点表示正柱镜的轴向，红点表示负柱镜的轴向。外环上有字母 P 和手轮。旋转外环，当字母 P 对准内环上的红点或白点时，此位置用于精确测量柱镜的轴向，当手轮对准红点或白点时，此位置用于精确测量柱镜的度数。拨动手轮可翻转内环的两面（图 7－9）。

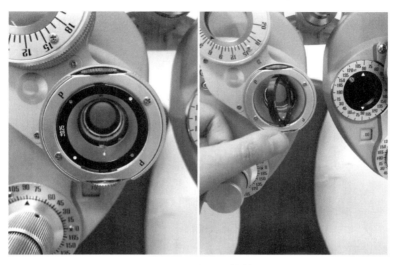

图 7—9 交叉圆柱镜

（2）Risley 旋转棱镜：用于双眼平衡测试和双眼视功能测试。旋转棱镜上标有棱镜度数和游标，转动外环，当"0"刻度位于水平位时，拨动手轮可在相应眼前加底向上或底向下三棱镜，当"0"刻度位于垂直位时，可加底向内或底向外三棱镜，"▲"指向的刻度即为三棱镜的度数（图 7—10）。例如，图 7—11 所示为在右眼前加了 $3^{\triangle}$ 底向上三棱镜，左眼前加了 $8^{\triangle}$ 底向内三棱镜。

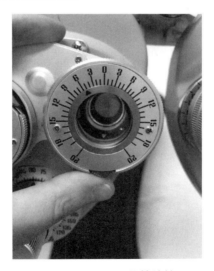

图 7—10 Risley 旋转棱镜

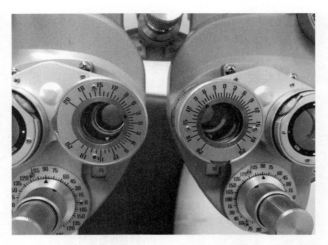

图 7-11　右眼前 $3^{\triangle}$ 底向上三棱镜，左眼前 $8^{\triangle}$ 底向内三棱镜

（五）调整部件

（1）水平调整：调整水平调整转轮，使气泡位于中心的圆圈内，确保检查时综合验光仪处于水平位置（图 7-12）。

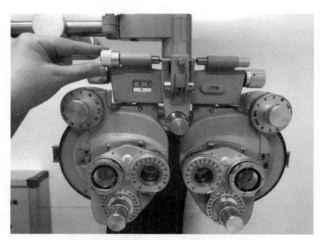

图 7-12　水平调整

（2）瞳距手轮：调整被检者的瞳距值（图7-13）。

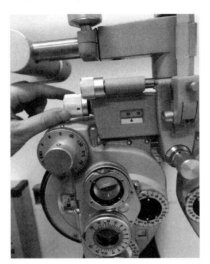

图7-13　调整瞳距

（3）额托手轮：调整后顶点距离，通过两侧的观察窗可以观察后顶点距离是否合适（图7-14）。

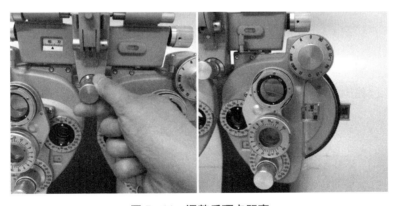

图7-14　调整后顶点距离

（4）集合掣：做远距离检查时，集合掣需往外拨；近距离检查时，需将集合掣向内拨。

二、视标

综合验光仪配套远视标包括E视标、C视标、儿童视标、散光盘视标、蜂窝视标、红绿双色视标、偏振红绿试标、Worth四点视标、立体视视标、点状视标、偏振十字视标、十字环形视标等。另外，还有用于近距离检查用的近用视标。

（1）E视标、视力表和儿童视标视力表：测定裸眼视力和矫正视力，评估屈光矫正效果。

（2）散光盘视标：评估被测眼散光的轴位和度数。

（3）蜂窝视标：精细调整被测眼柱镜的轴位和度数。

（4）红绿双色视标：评估被测眼屈光矫正状态。

（5）偏振红绿试标：评估双眼验光试片屈光状态是否平衡。

（6）Worth四点视标：评估被检眼双眼同时视功能及融合力。

（7）立体视视标：用于评估被测者立体视觉。

（8）点状视标：和马氏杆透镜配合使用，用于检测隐斜。

（9）近用视标：包括近视标盘和测量杆。

第二节　综合验光仪主觉验光的原理

一、雾视

雾视的原理是在被检眼前加上正镜片，使被检眼始终处于足够的近视状态，平行光线入射被测眼后，焦点（或焦线）转移到视网膜前方，此时注视眼理论上不能调节，因为调节可使被检眼近视程度进一步加深，导致视标的清晰度下降，为了看清远视标，注视眼被迫逐步放松原有的调节张力，从而最大限度地减少调节张力对屈光测定的干扰。

雾视量为1.00～1.50D，直至被检眼略感到0.3视标模糊，原则上双眼雾视等量，嘱被检者双眼注视并努力分辨雾视视标3～5分钟。

若在雾视过程中被检眼能清晰分辨雾视视标，可对双眼同时酌情递增0.25～0.50D雾视透镜，始终维持雾视视标处于模糊状态。

雾视后还需逐步去雾视，找到初步有效的球性矫正度数，称为初步最正之最佳视力（maximum plus to maximum visual acuity，MPMVA）。

二、红绿双色试验

（一）原理

光线通过矫正镜片和眼的屈光介质会发生色差，即短波单色光（绿色）先聚焦，中波单色光（黄色）再聚焦，长波单色光（红色）最后聚焦。

（二）方法

红绿双色光标为一左红右绿的正方形光标。被检眼配戴验光试片，嘱被检者注视红绿双色光标，判断红区中的数字更清晰还是绿区中的数字更清晰。

（三）结果分析

利用单色光焦点与视网膜的相对位置来判断验光试片的矫正程度。黄色光焦点落在视网膜上，矫正恰当，红绿区中的数字同样清晰。黄色光焦点落在视网膜后，近视眼过矫，远视眼欠矫，绿区中的数字更清晰。黄色光焦点落在视网膜前，近视眼欠矫，远视眼过矫，红区中的数字更清晰。

根据被检者的判断，若红区中的数字更清晰，则在被检眼前加负减正，绿区中的数字更清晰则加正减负，直至被检者诉红绿视标清晰度相近。

三、交叉圆柱镜确定散光

确定并微调柱镜的轴向和焦度简单而标准的方法是使用交叉圆柱镜，又称 Jackson 交叉柱镜（Jackson cross cylinder，JCC）。交叉圆柱镜在相互垂直的主子午线上有度数相同，但符号相反的复合式圆柱透镜，一般为±0.25D，也有±0.37D、+0.50D 等。主子午线用红白点来表示，红点表示负柱镜轴的位置，白点表示正柱镜轴的位置。一般将交叉柱镜的手轮或手柄设计在 45°子午线上，JCC 的两条主子午线可以快速反转，进行切换。

（一）确定柱镜轴向

确定散光的第一步就是确定矫正柱镜的轴向，操作时，先给被检者显示视力表的 0.6 行视标（也可用蜂窝状视标），将交叉柱镜的手轮调至与矫正负柱镜的轴向一致，此时被检者试验性矫正的球性度数并无改变，此时矫正负柱镜轴在交叉圆柱镜的正、负轴之间。

翻转交叉圆柱镜手轮，实现快速换位，此时产生新的总和柱镜，其偏离试验性柱镜轴的量是一样。但轴的方向却是相反的。通过交叉圆柱镜的翻转过程，将散光轴在试验柱镜轴的两边变化，让被检者判断哪一边视力更清晰。如果两个位置一样清晰（或一样模糊），说明矫正柱镜轴的方向正好合适。此时可进入下一步检测，即确定散光度数。如果一位置比另一位置视力更清晰，则原矫正柱镜的轴需要调整，矫正柱镜的轴位应朝被检者有较清晰视力方向的交叉圆柱镜负轴向转，反之亦然。在调整综合验光仪上所置的矫正负柱镜轴向时，交叉圆柱镜的轴也随之转动，即手轮位置始终与综合验光仪上的矫正负柱镜轴一致。

（二）确定柱镜度数

确定柱镜轴向以后，还必须精确散光度数，通常将交叉圆柱镜的主子午线转至与矫正负柱镜一致的位置上，翻转交叉圆柱镜，当交叉圆柱镜上的红点与综合验光仪的矫正负柱镜轴平行时，纯柱镜的负度数增加，被检者接受的负柱镜度数比原来的多，但这时并未改变球性有效度数。将交叉圆柱镜翻转，其红点轴与负柱镜轴垂直，试验柱镜度数要减去-0.25D，被检者所接受的柱镜负度数比原来的小。

与确定柱镜轴一样，也要问被检者哪一个位置视标较清晰。如果红点与柱镜轴一致时清晰，就在负柱镜上加−0.25D；如果白点与柱镜轴一致时视标更清晰，则在负柱镜上减去−0.25D。

用交叉圆柱镜确定柱镜度数时，在检查过程中一定要保持等效球镜接近初始时的等效球镜度数，这样才不会增加调节，并保持最小弥散圆落在视网膜上。

四、双眼平衡

双眼平衡的目的是将"双眼调节刺激等同起来"。双眼平衡企图通过双眼的视觉均衡，进一步将调节反应降为零。双眼平衡只能用于双眼视力均已在单眼验光中达到同样清晰的情况下。虽然仍使用综合验光仪，但却是让双眼同时注视不同的视标以使整个屈光系统更容易放松调节。

第一步：双眼同时去遮盖，双眼同时雾视。雾视的标准度数为+0.75D（必要时可增加雾视度数），一定要将视力雾视到 0.8 左右，如果视力低于 0.5，雾视太大，被检者将无法对双眼平衡所需的心理物理判断做出精确结论，从而放弃放松调节的企图。

第二步：用垂直棱镜将双眼分离。棱镜分视的原理是视标光线透过棱镜后向底向折射，注视眼所见的视标像向棱镜的顶向移位。被检者双眼前各放一底向不同的垂直棱镜，打断双眼融像功能，双眼同时注视同一视标时，看到上下两个视标像，在同一视野中比较双眼试片所矫正的视像质。利用综合验光仪中的 Risley 旋转棱镜，右眼置 3$^\triangle$ 底向下棱镜，目标像向上方移位；左眼置 3$^\triangle$ 底向上棱镜，目标像向下方移位。嘱双眼同时注视视标，被检者会看到上下两个分视视标，比较两眼所见视标的清晰度。右眼所见为上方视标，左眼所见为下方视标。若被检者诉上方视标更清晰（右眼清晰），将右眼的球镜试片减−0.25D 或加+0.25D，诉下方视标更清晰（左眼清晰），将左眼的球镜试片减−0.25D 或加+0.25D。重复提问，在较清晰的一眼前加正镜，直至双眼同样模糊。在双眼平衡的整个过程中必须一直保持两种状况：双眼均能看清视标，双眼一直处于雾视状态。取消棱镜，进行双眼 MPMVA，双眼同时去雾视，同步加−0.25D 或减+0.25D 球镜试片直至达到验光终点，方法同单眼 MPMVA。

（董光静）

思考题

1. 单眼雾视时应注意哪些问题？
2. 哪些人不适合用红绿双色试验判断去雾视的终点？
3. 双眼前分别加 3$^\triangle$ 底向相反的垂直棱镜后，如果仍只能看到一个像，可能的原因有哪些？

第八章　调节与集合

第一节　调节概述及眼调节

一、基本概念

（一）定义

眼睛的屈光系统通过改变屈光力使不同距离的物体均能够清晰成像在视网膜上的功能称为调节（accommodation）。眼睛为了看清近处目标时，会通过刺激双眼动用调节来增加屈光系统的屈光力；而当注视目标从近处向远处移动时，眼睛会通过放松调节来降低屈光系统的屈光力，从而达到改变其聚焦平面的目的。

传统的观点认为，当调节不起作用时，眼睛处于松弛状态。但实际上，在照明不良、观察物体的细节不够清晰等各种条件下，调节会不随意地稳定在高于零的一定水平。这种状态称为调节的休息状态（resting state of accommodation）。

（二）调节相关解剖结构及机制

1. 调节相关解剖结构（图 8-1）

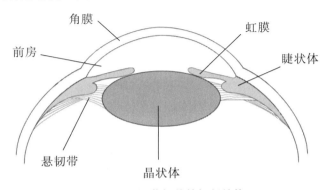

图 8-1　调节相关的解剖结构

（1）晶状体。

晶状体（crystalline lens）是一个无血管、透明的双凸透镜，主要由水、蛋白质、无机物等构成。新生儿时晶状体前后极距离约为 3.5mm，赤道部长度约为 6.5mm，随着年龄增长，晶状体前囊的上皮细胞增长，并从极部向赤道部移行，完成晶状体的增长。正常成人晶状体前后极距离约为 5.0mm，赤道部长度约为 9.0mm。

（2）睫状体。

睫状体（ciliary body）是眼内的一种平滑肌，其与虹膜、脉络膜一起组成了眼球的中间层（葡萄膜）。睫状体由于自身的生黑色素细胞，呈深棕色，由睫状突（ciliary processes）和睫状肌（ciliary muscle）两个部分组成，其中睫状突的无色素上皮细胞是房水的分泌细胞；睫状肌受副交感神经控制，通过悬韧带与晶状体的赤道部相连。

（3）悬韧带。

悬韧带（zonular fibers）是由睫状突部位延伸出来的一种小带纤维，又称睫状体小带，这些纤维的作用为悬吊晶状体，因此命名为悬韧带。悬韧带两端分别与睫状肌和晶状体相连，睫状肌通过放松或紧张，控制着悬韧带的张弛程度。当睫状肌收缩时，悬韧带放松；睫状肌放松时，悬韧带收缩，以此控制晶状体的形状，进而改变眼球屈光度。

2. 调节相关理论

在调节的相关理论中，被广为认可的是 1855 年由 Helmholtz 提出的调节理论（图 8-2）。Helmholtz 指出调节是通过睫状肌的收缩或松弛状态来控制晶状体曲率的改变，尤其是晶状体前表面曲率的改变，从而达到改变聚焦平面目的的过程。当正视眼视远时，睫状肌松弛而无任何张力，睫状体两端距离变长，悬韧带拉紧，晶状体处于最平坦的状态，此时眼内视网膜与物空间远点发生共轭关系，称为负调节状态，也即调节的放松状态。而当人眼视近时，睫状肌收缩，睫状体两端的距离减少，悬韧带逐渐松弛，晶状体表面逐渐变凸，由远及近的物平面分别与眼内视网膜平面相应发生共轭关系，即为调节的动用，称为正调节状态。当睫状肌收缩到最大限度时，晶状体表面的凸度也达到最大，即是晶状体达到完全调节，眼睛的屈光力达到最大，这时，视网膜与物空间的近点相共轭。

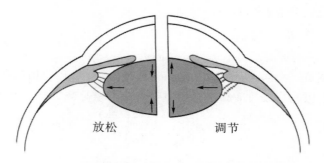

放松　　　　　调节

图 8-2　Helmholtz 理论中调节动用与放松示意图

3. 调节机制及视近三联动

当双眼视近时，会同时发生调节、集合及瞳孔缩小的变化，统称为视近三联动（accommodative triad）。视近三联动的三种表现有着相同的神经生理学机制：当双眼受近距离视标刺激时，刺激沿视觉通路逐步传入大脑皮层，经皮层处理后做出相应反馈，其传出相应反馈信号经过动眼神经核（Edinger-Westphal nucleus，E-W 核），向下由节前副交感神经传导，到达睫状神经节，而后由节后副交感神经传导，最终作用于睫状肌、眼内直肌、虹膜（瞳孔括约肌），从而一同产生调节、集合及瞳孔缩小三种反应。调节机制与视近三联动的神经通路见图 8-3。

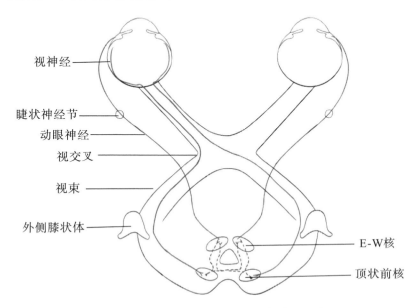

视神经
睫状神经节
动眼神经
视交叉
视束
外侧膝状体
E-W核
顶状前核

图 8-3　调节机制与视近三联动的神经通路

（三）调节类型

调节能力由四种主要功能构成，因此调节能力也被分为四个部分，分别为：

（1）张力性调节（tonic accommodation），是将眼睛从解剖状态调整到生理状态的过程，主要是在没有模糊刺激、自主性或不寻常经验刺激下产生的调节，通常在 1.00D 左右（只有张力性调节存在时即为调节的休息状态）。

（2）近感性调节（proximal accommodation），是指由眼睛感知近处物体所诱发的调节，通常在 3m 以内的近物可以诱发眼睛的近感性调节。

（3）集合性调节（convergence accommodation），是指调节和集合在神经生理系统中有交互作用，所以当集合改变时也会相应引起调节的改变，每一单位集合量所引起的调节量的改变称为集合性调节与集合比（the ration of convergence accommodation to convergence，CA/C），正常青年人约为 0.40D/MA。

（4）反应性调节（reflex accommodation），由于不动用调节时，注视目标为模糊物像，眼睛为了能获得并保持清晰视网膜成像而动用的调节。

以上四个部分的调节既相互独立也相互联系，共同组成眼睛的调节能力。近年来，也有不少学者提出了假性调节（pseudoaccommodation）的概念，其实它与调节有着本质上的区别。调节功能是指眼为了形成清晰视网膜成像而改变自身屈光系统屈光力的能力，而假性调节是指通过一些仪器或器械的帮助，如多焦眼镜、多焦晶状体等，使得人们可以提高其近视力，达到形成清晰视网膜像的目的，但它其实并不是真正意义上的调节。

（四）调节与老视

随着人年龄的增加，与调节密切相关的晶状体和睫状体都会发生一定程度的改变。晶状体部分的改变包括晶状体质量增加、囊膜变厚、不可溶的蛋白质增加等，这些因素均可导致晶状体及囊膜的弹性下降；睫状体部分的改变为睫状体变厚，结缔组织含量增加使得弹性降低、睫状肌肌力下降等。晶状体和睫状体的改变都使得在动用调节时发生解剖生理改变的难度增大，能力下降。当调节能力下降至一定程度后，人眼在注视相应近距离目标时无法付出相应调节，会出现视网膜成像不清晰的状态，即为老视（presbyopia）。

（五）散瞳与睫状肌麻痹

控制人眼瞳孔大小的主要是受副交感神经（parasympathetic）控制的瞳孔括约肌（sphincter）和受交感神经（sympathetic）控制的瞳孔开大肌（dilator）。而与调节功能最为相关的睫状肌，也同样由副交感神经控制。散瞳（mydriatic）在眼科检查与治疗中是十分重要的手段，是通过药物使瞳孔括约肌放松，或是刺激瞳孔开大肌作用，使得瞳孔直径增加的过程。通过散瞳可以更容易、更清晰地检查患者眼底的情况。

同样，如果在调节未能完全放松的状态对眼睛进行屈光检查，调节则会影响检查结果，得出不准确的屈光不正度数。因此在临床上，尤其针对调节不容易放松的患者，往往会使用药物使睫状肌麻痹（cycloplegics），从而完全放松调节，得到准确的屈光度。

由于睫状肌与瞳孔括约肌均受副交感神经的控制，所以当使用大部分针对副交感神经的药物时，瞳孔散大和睫状肌麻痹往往相伴存在，这也是为什么临床上常将散瞳和睫状肌麻痹合并描述的原因，但并不是所有的药物均可以同时达到散大瞳孔和麻痹睫状肌的作用，这取决于药物不同的作用机制。

目前临床上常用的散瞳和睫状肌麻痹药物包括阿托品、环戊通、后马托品、托品卡胺和去氧肾上腺素。其中阿托品、环戊通、后马托品均为副交感神经抑制剂，作用原理均为阻断了乙酰胆碱受体的结合，使得受胆碱类神经支配的睫状肌、瞳孔括约肌放松，瞳孔开大肌不再有与之对抗的肌肉，同时达到瞳孔扩大与睫状肌麻痹的效果。在以上三种药物中，有研究证明阿托品是目前最强效的散瞳和睫状肌麻痹剂。

去氧肾上腺素是一种交感神经的兴奋剂，直接作用于瞳孔开大肌上的 α 肾上腺素受体，使得瞳孔开大肌兴奋，瞳孔扩大，并不对睫状肌及瞳孔括约肌造成影响，因此只会达到散开瞳孔的效果。

临床上使用的托品卡胺通常由托品卡胺和去氧肾上腺素合成，托品卡胺与阿托品等为同样的作用机制，靠阻断乙酰胆碱受体使睫状肌、瞳孔括约肌放松；同时去氧肾上腺素刺激瞳孔开大肌，使得瞳孔开大肌同时作用，从而获得快速散开瞳孔的效果，是目前常用的短效散瞳和睫状肌麻痹剂。

在临床上，针对不同目的、不同年龄或病情的患者，临床医生会根据药物不同的作用机制来选择相应的散瞳和睫状肌麻痹剂。通过药物的不同百分比含量及使用频次的不同处方，也会达到不同的散瞳效果及持续时间。因此，在临床使用散瞳和睫状肌麻痹剂时，应综合考虑各方面影响因素，个体化用药。

二、眼调节及眼镜调节

在光学中，主点是指光轴与主平面的交点，各个方向的光线通过主点都不会发生偏折。在眼球中，眼的主点是屈光系统成像的参照点，像距、物距等都是从此算起。人眼的主点有前主点和后主点，由于两个主点相距很近，通常在日常的光学计算中可以看作一个点，该点位于眼的前房内。

图8-4与图8-5分别表示正视眼与近视眼的远点与调节近点。图的上半部分表示远点与视网膜的共轭物像关系，正视眼的远点 M_D 在眼前无穷远处，近视眼的远点 M_D 在眼前无穷远以内的某处；图的下半部分表示调节近点 M_N 与视网膜的共轭物像关系。

图8-4与图8-5中的参考点均为眼的主点 P。当然这是为了简化问题所显示的示意图，因为严格来说，伴随调节，眼的主点也会向前轻微地移动。M_N 指调节近点，对于有调节能力的眼，其调节近点位于远点以内。

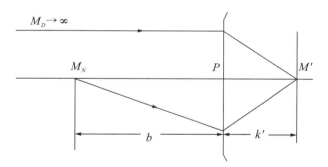

图8-4　正视眼的远点与调节近点

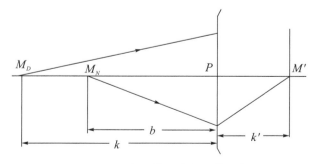

图8-5　近视眼的远点与调节近点

如果眼睛的调节近点离主点距离为 b（单位为米），其倒数 $\frac{1}{b}$ 为 B，B 称为近点聚散度或近点的屈光度距离（dioptric distance）。远点至近点的空间线性距离称为调节范围（range of accommodation）。从眼完全放松的负调节状态至正调节状态所具有的调节能力称为调节力或调节幅度（amplitude of accommodation，A_{Amp}）。

在负调节状态时，视网膜作为像面的像聚散度为 K'，对应的物空间的物聚散度即主点屈光度为 K，对屈光力为 F_e 的眼屈光系统的物像关系式为：

$$K' = K + F_e \qquad (8-1)$$

而眼完全正调节时，其屈光力增加了调节力 A_{Amp}，即屈光力为 $F_e + A_{Amp}$，近点聚散度为 B，其物像关系式为：

$$K' = B + F_e + A_{Amp} \qquad (8-2)$$

从式（8-1）与式（8-2）可以得出：

$$K = B + A_{Amp}$$

变换得：

$$A_{Amp} = K - B \qquad (8-3)$$

$$B = K - A_{Amp} \qquad (8-4)$$

从式（8-4）可以看出，正视眼（$K = 0$）与近视眼（$K < 0$）的近点聚散度 B 取负值，所以调节近点总是在眼前；而对远视眼而言，只有当调节力 A_{Amp} 大于主点屈光度 K 时，$K - A_{Amp}$ 值方为负值，其调节近点才位于眼前。

利用式（8-4）可以求出调节力为 A_{Amp} 的眼的调节范围。

例 1：一眼主点屈光度为 -5.00D，调节力为 10.00D，试求其调节范围。

解：$K = -5.00D$，$A_{Amp} = 10.00D$，$k = 1/K = 1/(-5.00) = -0.20$（m）；

$B = K - A_{Amp} = -5.00 - 10.00 = -15.00D$；

$b = 1/B = -1/15.00 = -0.067$（m）。

故其调节范围为眼前 0.067m 至 0.20m。

例 2：一眼的主点屈光度为 +5.00D，调节力为 10.00D，求其调节范围。

解：$K = 5.00D$，$A_{Amp} = 10.00D$，$k = 1/K = 1/5.00 = 0.20$（m）；

$B = K - A_{Amp} = 5.00 - 10.00 = -5.00D$；

$b = 1/B = -1/5.00 = -0.20$（m）。

这种情况下的调节范围包括两部分：第一部分为眼后远点至眼前无穷远，第二部分为无穷远至眼前近点。第一部分为补偿 +5.00D 远视的调节作用，调节力的其余部分用于从无穷远至近点的调节。

前面的眼的调节均以眼的主点为参考点，故称为眼调节（ocular accommodation）。但在临床实践中，调节的测定通常是以眼镜平面为参考点，称为眼镜调节（spectacle accommodation）。

接下来将讨论配戴矫正眼镜后，眼镜调节与眼调节的定量关系。图 8-6 表示眼调节与眼镜调节的平面关系。设近物 B 至眼镜平面的距离为 l_s，眼镜平面至眼主点的距离为 d。则近物 B 对眼镜平面的聚散度 $L_s = \dfrac{1}{l_s}$，则眼镜调节度为：

$$A_s = -L_s = -\frac{1}{l_s} \qquad (8-5)$$

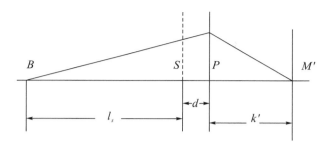

图 8-6　眼调节与眼镜调节

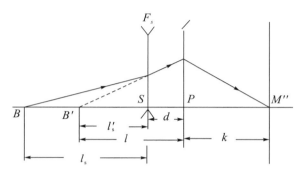

图 8-7　矫正的近视眼看近物的眼调节

设被矫正眼的主点屈光度为 K，又设眼调节为 A_0，其余条件同上，如图 8-7 所示。B' 为近物 B 经矫正眼镜后所成的像，也就是眼实际看到的目标。B' 离主点的距离为 l，它对于主点的聚散度 $L = 1/l$。戴矫正眼镜后的眼看远物时无需调节，远物经矫正眼镜后的像对于眼的主点来说，其聚散度应为 K，方能被负调节的眼成像在视网膜上。为了看清近物，眼必须付出调节，即眼调节 A_0。这时将 B' 作为物，眼调节 A_0 将 B' 成像于远点，方能被眼看清。因为已知 B' 对于眼主点聚散度为 L，远点对主点聚散度为 K，若眼调节作为透镜的话。其物像关系式为：

$$A_0 = K - L \tag{8-6}$$

当某眼戴上矫正眼镜后看眼前近物，可以求出其主点屈光度 K、近物对于主点的聚散度 L，即可以求出眼调节 A_0。下面将介绍逐步求算眼调节的方法。

例 3：戴 -4.00D 矫正眼镜的近视眼注视近物，设近物离眼的主点距离为 333mm，计算该眼注视该物时的眼镜调节与眼调节，并与正视眼的眼调节做比较（眼镜后顶点距离为 13mm）。

解：物与眼镜的距离 $l_s = -333 + 13 = -320$（mm）；

其眼镜调节 $A_S = -\dfrac{1}{l_s} = \dfrac{-1000}{-320} = 3.125(\text{D})$；

下面根据式（8-5）求解眼调节 A_0。

（1）先求出眼的主点聚散度 K。

眼镜度：$F_s = -4.00\text{D} \rightarrow f'_s = -250\text{mm}$；

主点聚散度：$K = -3.80\text{D}$。

（2）求近物经眼镜后的聚散度 L。

近物对眼镜平面聚散度：$L_s=-3.125D \leftarrow l_s=-320mm$；

眼镜度：$F_s=-4.00D$；

近物经眼镜后聚散度：$L_s'=-7.125D \rightarrow l_s=-140.35mm$；

近物经眼镜后对主点聚散度：$L_s'=-6.52D \leftarrow l=-153.35mm$；

眼调节 $A_0=K-L=-3.80+6.52=2.72$（D）；

该近物对正视眼的眼调节 $A_0=\dfrac{1000}{333}=3.00$(D)。

可见，对于离眼主点333mm的近物，正视眼的调节为3.00D，戴-4.00D矫正眼镜的近视眼的眼调节为2.72D，比正视眼少0.28D。

下面再以戴矫正眼镜的远视眼为例说明眼调节。

例4：戴+4.00D矫正眼镜的远视眼注视眼前近物，近物离主点距离为333mm，计算该眼注视该近物时的眼调节，并比较正视眼的眼调节（眼镜后顶点距离13mm）。

解：物与眼镜的距离与例3相同，故其眼镜调节也相同。下面计算该眼的眼调节 A_0。

（1）求眼的主点聚散度 K。

眼镜度：$F_s=+4.00D \rightarrow f_s'=+250mm$；

$-d=-13mm$；

主点聚散度：$K=+4.22D \leftarrow k=+237mm$。

（2）求近物经眼镜后的聚散度 L。

近物对眼镜的聚散度：$L=-3.125D \leftarrow l_s=-320mm$；

眼镜度：$F_s=+4.00D$；

近物经眼镜后聚散度：$L_s'=+0.875D \rightarrow l_s=+1143mm$；

近物经眼镜后对主点聚散度：$L=+0.885D \leftarrow l=+1130mm$；

眼调节：$A_0=K-L=4.22-0.885=3.34$（D）。

综上所述，我们可以发现矫正后的近视、远视者在对相同距离近物动用调节时，与正视眼所动用的调节值均不同。针对这种现象，Pascal提出了调节单元（accommodative unit）的概念，指注视标准单位距离（1m）视标时，眼调节系统所动用的调节值，其公式为 $U=1+2dL$。

其中，d 为眼镜平面距眼平面的距离，L 为所配戴眼镜的屈光度。通过计算得出的调节单元值乘以单位距离的个数（距离为 N 米时，单位距离的个数为 $1/N$），可以计算出注视该距离时配戴屈光不正镜眼所付出的实际调节。据例3、例4的计算，可以得出配戴±4.00D矫正眼镜，其调节单元分别为0.90D（2.72/3）和1.11D（3.34/3），与公式计算值相符。

第二节　调节功能相关参数及常见调节功能异常

一、调节功能相关参数

在临床上，对患者调节功能的检测和评估可以判断许多视功能异常的情况，也可以帮助被检者得到更准确屈光不正的矫正。为了完整评估患者的调节功能，除了调节力（调节幅度）外，还需了解调节的灵敏性和准确性等。常用的评估患者调节状态的参数包括调节幅度，调节灵敏度，正、负相对调节，调节反应及调节微波动。

（一）调节幅度

调节幅度（accommodative amplitude）即调节力，是人眼可以付出的最大调节，反映了调节的储备和潜力。随着年龄的增加，人眼调节幅度有所下降，所以在不同年龄段，人眼的正常调节幅度有所不同。根据 Hofstetter 提出的理论，正常调节平均值应为 $18.5-\frac{1}{3}\times$ 年龄（D），在相应年龄段调节力的低限为 $15-\frac{1}{4}\times$ 年龄（D）。

调节幅度的测量通常为单眼，主要测量方法包括移近/移远法、负镜片法和动态检影法。

1. 移近/移远法

移近法是将微细的视标向着被检眼移动，通常从眼前 40cm 处开始，嘱被检者注视近视力表中最佳近视力的上一至两行，直至汇报视标模糊。移远法是将微细视标从眼前模糊的近端逐渐远移，直至被检者看见清晰的视标。两种方法虽然基本方法一致，但测定结果略有差异，既往文献报道认为移近法的测定结果略高于移远法测定的结果。

2. 负镜片法

被测眼注视近视力表（一般测量距离为 40cm）中最佳近视力的上一至两行，然后将负镜片逐渐（-0.25D）增加，依次试验，直至看到视标模糊且不能转清晰，退回 -0.25D，此时即为测试终点。附加的负镜片用于抵消调节，直至全部的调节用尽，这时所用负镜片的绝对值加上测量距离聚散度的绝对值（2.50D）就是被检眼调节力。

3. 动态检影法

动态检影法是客观测量调节幅度的方法。测量时检影镜顶端装有微细的视标作为注视目标，而且有一定的照明效果。被检者在双眼注视该视标的状态下进行检影，检查者逐渐将检影镜向被检眼移近，直至看到瞳孔内出现顺动为止，这时的检影镜视标位置可近似地认为是近点。

（二）调节灵敏度

调节灵敏度（accommodative facility）测量调节对刺激的反应速度或灵敏性，反映了人眼改变调节状态的能力，评估眼是否能迅速、有效地对调节刺激做出反应。常使用翻转拍（flipper）测量，通过其中一定的正、负镜片放松和刺激调节（通常为±2.00D镜片），观察记录单位时间内调节能够改变的周期数，并记录表现差或者无法通过的镜片度数。8～12岁儿童的正常调节灵敏度范围为双眼（5±2.5）cpm（cycle per minute），单眼（7.0±2.5）cpm。

（三）正、负相对调节

正、负相对调节（positive relative accommodation，PRA；negative relative accommodation，NRA）是指在集合一定的情况下，人眼所能动用或放松的调节量。检测时让被检者注视近处固定视标，逐渐增加负、正镜片，直到被检者报告模糊。正相对调节正常值为（-2.37±-0.50）D，负相对调节正常值为（+2.00±-0.50）D。

（四）调节反应

调节反应（accommodative response）是指人眼注视近视标时实际付出的调节量。调节反应量低于理论上需付出调节反应量的状态称为调节滞后，高于理论上需付出调节反应量的状态称为调节超前。通常视网膜的共轭焦点会稍远于近距离的调节刺激，故双眼的调节反应通常略低于调节刺激，呈调节滞后状态，正常值为（+0.25～+0.50）±0.25D。调节反应常使用动态检影（monocular estimation method，MEM）、交叉圆柱镜、双眼开放视野自动验光仪（open-field auto refractor）进行测试，其中动态检影及双眼开放视野自动验光仪为客观测量方式。

1. 动态检影

嘱被检者注视在检影镜上的近视标，通常距离为40cm，对被检者进行检影，迅速确定此时被检者的屈光度（以避免被检者对检影所使用镜片产生适应），则可得出被检者的调节反应值，也可以二次确认被检者屈光度矫正是否正确。

2. 双眼开放视野自动验光仪

通过双眼开放视野自动验光仪对被检者一定距离视近时的屈光状态进行测量，与视远无调节时的屈光度对比，得出被检者在一定视近距离时所付出的调节反应值，与该距离理论需要付出的调节反应值进行对比。

3. 交叉圆柱镜

通过附加交叉圆柱镜，嘱被检者注视视标（如图8-8所示），通过使被检者比较横线与竖线的清晰度，从而判断其调节反应的状态：横线清晰为调节滞后，给予正镜片测量；竖线清晰为调节超前，给予负镜片测量。

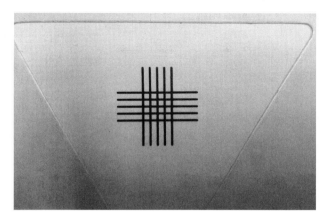

图 8—8　交叉圆柱镜测量调节反应视标

（五）调节微波动

早在 1937 年就有科学家提出人眼在注视近视标动用调节时，调节并不是稳定不变的，而会以 1 秒 1 次或更快的速度在一定范围内波动。既往的研究表明，调节波动的范围应在 ±0.50D，其波动范围受照明环境、瞳孔大小、年龄、屈光度状态等因素的影响。也有学者发现近视患者的调节微波动值往往较正视者有所增加，从而提出调节微波动值与近视发生发展的关系，但目前仍未有定论。

调节微波动（microfluctuations in accommodation，MFs）的测量通常使用双眼开放视野自动验光仪，连续测量记录在注视一定距离时一段时间内人眼的调节情况（通常为 5 分钟），再将其划分为等长时间段，对每个时间段内的调节进行波谱分析得出其微波动情况。

二、调节功能异常

在日常生活及临床工作中，由于调节功能异常带来的眼功能异常或障碍十分常见，其主要包括调节不足、调节过度和调节灵敏度下降。

（一）常见调节功能异常情况

1. 调节不足

调节不足（accommodative insufficiency）是一种患者对动用调节有障碍的情况，主要异常表现为调节幅度的下降及所有需要动用调节（通过负镜片测量）的检查中表现下降（如正相对调节、调节灵敏度的负镜片等）。在三种调节功能异常中，调节不足是最为常见的一种，其常见的临床表现主要出现在视近时，包括视物模糊、头痛、重影、疲劳、阅读障碍、对光敏感等。

由于本质均为调节的动用障碍，所以有学者提出将调节不持久、调节麻痹、调节不等均归为调节不足的亚组。

（1）调节不持久（ill-sustained accommodation）。在既往研究中，有学者认为调节不持久是调节不足最早期的一个表现，这时候调节幅度可能仍正常，但是重复测量后差异可能较大且变差。如果怀疑调节不持久，最直接的检测方法就是反复测量。

（2）调节麻痹（paralysis of accommodation）。调节麻痹是指完全不能动用调节的情况，相比之下是一种较为罕见的情况，通常会与一些器质性病变相关，如眼部创伤、青光眼、糖尿病眼病眼病等。可能单眼也可能双眼发作，可能急性发作也可能慢性发作。

（3）调节不等（unequal accommodation）。调节不等是指两只眼睛所付出的调节不相等的状况，如单眼的调节麻痹即为调节不等的一种情况。

2. 调节过度

调节过度（accommodative excess）是一种患者对放松调节产生障碍的情况，主要异常表现为在所有需要放松调节（通过正镜片测量）的检查中表现有所下降（如负相对调节、调节灵敏度的正镜片检查中等）。其主要临床表现同样出现在视近时，包括视物模糊且视近后情况有所加重、复视、难以集中精力阅读、视近后短时间内出现头痛等。

3. 调节灵敏度下降

调节灵敏度下降（accommodative infacility）是指患者随注视视标从一个调节反应水平改变为另一个调节反应水平的速度下降，是评估调节动态的指标，调节幅度往往正常，但其放松调节和动用调节的指标可能均有异常。

（二）调节异常的治疗

一定程度的调节异常往往会影响患者的日常生活，因此调节异常的治疗也尤为重要。不同类型的调节异常治疗方法有相同之处也有不同之处，基本原则为先矫正患者存在的屈光不正，其他的矫正方法包括附加正镜治疗、视觉训练、棱镜辅助。

在调节不足中，有一部分非功能性疾病或药物（如糖尿病、多发性硬化症、甲状腺相关眼病，眼部或系疾病的药物）也会引起患者调节不足的表现，在治疗时需要注意区分。本节提出的均为功能性调节不足的治疗情况。由于调节不足患者为动用调节的功能异常，在完成视近等需要刺激调节的任务时，患者往往出现障碍及异常，所以在矫正屈光不正后，附加镜用正镜，可以缓解患者的症状，使得完成近任务能力提升。所附加的正镜片的量一般为 NRA 与 PRA 代数和的一半。而放松调节能力或灵敏度的异常通过附加正镜则并无用处，调节过度和调节灵敏度下降通常不会使用附加正镜治疗。

除附加正镜治疗外，为了让患者调节能力恢复正常，还需要进行视觉训练（vision therapy），如 Hart 图表、Word Rock 卡片（图 8-9）训练等，通过个性化制订的视觉训练，使得患者异常的调节能力有所提升，从根本上得以解决。

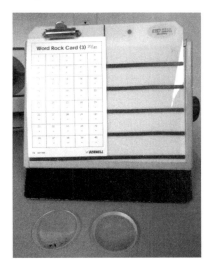

图 8-9 Word Rock 卡片训练

（三）案例分析

【案例 1】患者，女，8 岁。主诉：学习时经常出现重影，特别是在看书一段时间后再抬头看黑板时。此次是第一次进行眼部检查，无其他疾病史及药物史。

（1）远用视力。OD 1.0；OS 1.0。

（2）近用视力。OD 1.0；OS 1.0。

（3）主觉验光。OD+0.75D→1.00；OS+0.75D→1.00。

（4）正、负相对调节。NRA +1.25D；PRA −1.50D。

（5）调节幅度。OD 13.00D；OS 13.00D。

（6）调节灵敏度。

单眼：OD，0cpm，正镜、负镜均不能通过；OS，0cpm，正镜、负镜均不能通过。

双眼：0cpm，正镜、负镜均不能通过。

（7）MEM。OD +0.50D；OS 0.50D

（8）分析：患者的病史中无其他疾病及药物史，排除器质性疾病，提示为功能性异常。所提供的数据中异常的为：NRA、PRA 下降，单/双眼调节灵敏度正/负镜均无法通过，患者在正、负镜片进行的检查中均表现出异常，结合看近后抬头看黑板时不清楚的主诉，可以诊断患者为调节灵敏度下降。

（9）治疗：①矫正屈光不正；②视觉训练。

【案例 2】患者，男，17 岁。主诉：看近 15 分钟以上会出现视物模糊，在这学期开学时症状开始加重。无其他疾病史及药物史。两年前有过眼部检查，显示均正常。

（1）远用视力。OD 1.0；OS 1.0。

（2）近用视力。OD 1.0；OS 1.0。

（3）主觉验光。OD +0.50D→1.0；OS +0.50D→1.0。

（4）正、负相对调节。NRA +2.50D；PRA −1.00D。

（5）调节幅度。OD 7.00D；OS 7.00D。

（6）调节灵敏度。

单眼：OD，0cpm，负镜不能通过；OS，0cpm，负镜不能通过。

双眼：0cpm，负镜不能通过。

（7）MEM。OD +1.50D；OS 1.50D。

（8）分析：患者的病史中无其他疾病及药物史，排除器质性的疾病，提示为功能性异常。所提供的数据中异常的为：PRA下降、调节幅度降低、单/双眼调节灵敏度负镜无法通过，以及调节滞后量增加，所有的异常数据均反应调节的动用障碍，因此诊断为调节不足。

（9）治疗：①矫正屈光不正；②近用附加正镜（+0.75D）治疗；③视觉训练。

【案例3】患者，男，22岁，会计师。主诉：在开车或者结束一天工作时有时会出现视物模糊的情况，有时候因为眼睛太累甚至不想阅读。小时候常规进行眼部体检，未发现异常，无其他疾病史及药物史。

（1）远用视力。OD 1.0；OS 0.8。

（2）近用视力。OD 1.0；OS 0.8。

（3）主觉验光。OD −0.75D→1.0；OS −0.75DC×90→1.0。

（4）正、负相对调节。NRA +1.25D；PRA −2.50D。

（5）调节幅度。OD 10.00D；OS 10.00D。

（6）调节灵敏度。

单眼：OD，2cpm，正镜通过缓慢；OS，2cpm，正镜通过缓慢。

双眼：0cpm，正镜不能通过。

（7）MEM。OD −0.25D；OS −0.25D。

（8）分析：患者的病史中无其他疾病及药物史，排除器质性的疾病，提示为功能性异常。所提供的数据中异常的为：NRA下降、单/双眼调节灵敏度正镜通过缓慢或无法通过，以及调节超前，所有的异常数据均放松调节的功能障碍，因此诊断为调节过度。

（9）治疗：①矫正屈光不正；②视觉训练。

第三节　近物聚散效应

一、视近效应

根据有效聚散度原理，由于透镜自身的厚度因素的存在，对于来自远物（平行光线）与来自近物（发散光线）的光学系统呈现两种不同情况，透镜前后两面聚散度改变量不同，这种由透镜厚度所致的对近物聚散度的改变效果，称为视近效应（near vision effectivity）。透镜厚度与近视效应示意图见图8-10。

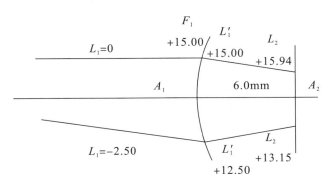

图 8-10 透镜厚度与视近效应示意图

图 8-10 所示光轴上、下两部分光路分别为平行光束与 0.4m 处发散光束经过 +15.00D 平凸镜的情况，根据有效聚散度的公式 $L_x = L_0 + \dfrac{d}{n}L_0^2$ 可以推算出透镜两面的聚散度改变 ΔL，即：

对远物的变量 $\Delta L_d = \dfrac{t}{n}F_1^2$；

对近物的变量 $\Delta L_n = \dfrac{t}{n}(L_1 + F_1)^2$；

视近效应为 $\Delta L_d - \Delta L_n = \dfrac{t}{n}(L_1^2 + 2L_1F_1)$。

式中，L_d 为远处物体对眼镜平面的聚散度，t 为透镜厚度，n 为透镜折射率，L_n 为近处物体对眼镜平面的聚散度。

由上式分别计算出，平行光束到达透镜后面时的有效聚散度为 +15.94D，其聚散度变量为 0.94D；来自透镜前 0.4m 处的发散光束，经透镜前面的聚散度为 +12.50D，而到达后面时聚散度为 +13.15D，这时聚散度变量为 13.15D-12.50D=0.65D。这两种情况的聚散度变量之差为 0.65D-0.94D=-0.29D，即该透镜对于 0.4m 近物的视近效应为 -0.29D，即对该处近物的有效正镜度损失了 0.29D。

表 8-1 表明对于 0.4m 处的近物，前面镜度分别为 +10.00、+15.00D 与 +20.00D 时不同厚度的透镜的视近效应值。

表 8-1 不同厚透镜的视近效应

前面镜度/D	中心厚度/mm				
	2	4	6	8	10
+10.00	-0.06	-0.12	-0.18	-0.25	-0.32
+15.00	-0.09	-0.19	-0.29	-0.40	-0.52
+20.00	-0.13	-0.27	-0.42	-0.58	-0.75

二、镜片前移效应

当眼镜平面向前移动一段距离之后，近物发散光束对于原眼镜平面聚散度与对于前移后的眼镜平面聚散度发生了改变，这种现象称为镜片前移效应（effect of forward spectacle shift），镜片前移效应如图 8-11 所示。

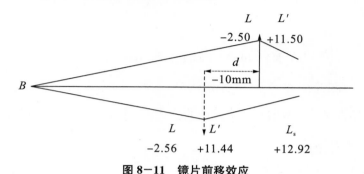

图 8-11　镜片前移效应

图 8-11 简明地表示了通过正镜片后的这种效应。光轴上半部分为近物 B 经原眼镜平面的聚散度，为 +11.50D；下半部分为同一近物 B 经前移 10mm 后的眼镜平面的聚散度，为 +11.44D。下半部近物 B 对于原眼镜平面的有效聚散度为 +12.92D。故原眼镜平面两种情况下的聚散度之差为 12.92D−11.50D=1.42D，相当于在原眼镜平面附加了 +1.42D 的镜度，这种正透镜的前移效应也称为有效附加（effective addition），而负透镜通过镜片前移后也相当于在原镜片平面附加正度数，从而使得原有的负屈光度降低。

第四节　集合与眼位

集合（convergence）有两种不同的含义：一种是描述视轴的相对位置，双眼视轴相交于一定的注视近点；另外一种是当注视点由远及近改变时，视轴的相对集合运动。分开（divergence）同样有两种对应的含义：一种是描述注视点从较近点移向较远点，视轴的相对分开运动，运动终点的位置可能是处于集合或平行状态；另一种是描述视轴的相对位置，但当双眼准确注视一个真实目标时，并不会出现分开状态。

当发生集合运动时，双眼运动状态也随着目标移动的位置而有所不同。如图 8-12a，如果远近目标都在中线平面，集合时，双眼同等地内收；分开时，双眼同等地外展。如图 8-12b，如果注视位于左侧的近物时，左眼外展，右眼内收。如图 8-12c，如果注视物体在左眼视轴上由远及近移动，只需要右眼运动，改变注视点从 D 到 N，但实际上双眼同时左转伴随集合发生。

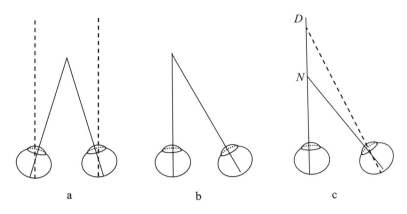

图 8-12　集合

a. 从远注视点向近点集合；b. 偏离中心平面的左侧物点的注视；c. 非对称集合，注视点 D 和 N 偏向左眼一侧

一、集合的分类

集合主要分为自主性集合和非自主性集合。

（一）自主性集合

自主性集合指没有任何视觉刺激，仅由意志产生和控制，并可通过训练加强功能的集合，由大脑皮质的额叶控制。

（二）非自主性集合

由视觉反射产生和控制的集合，是眼球维持双眼单视所产生的反射性位移。由大脑枕叶皮质的知觉中枢控制。由于非自主性集合发生的机制不同，其可分为以下四种类型：

（1）张力性集合（tonic convergence）：眺望无限远时，仅由眼外肌的张力保持双眼眼轴平行的集合。张力性集合随年龄的增长而减小。

（2）融像性集合（fusional convergence）：由融合性反射产生的集合。正常情况下，双眼黄斑中心凹互为对应点，融合性反射引导眼球位置和视轴的角度，使注视目标可同时成像在双眼黄斑中心凹。

（3）调节性集合（accommodative convergence）：注视有限距离的目标时，伴随调节所产生的集合，由调节和集合之间的交感联动刺激所产生。除了年龄较大的老视人群，视近时，眼调节和集合总是同时产生，正常情况下，不会出现只要求调节不要求集合的情况，或相反。当注视点改变到近处的目标时，调节增大，集合增大，瞳孔缩小，称为视近三联动。

（4）近感性集合（proximal convergence）：视近时由心理因素产生的集合，即通过已知注视目标位于观察者的近处所诱导的集合，即使通过镜片或一定的光学仪器使注视目标成像在无穷远，也会有近感性集合的产生。

二、基本眼位的分类

（一）休息眼位

休息眼位指无视觉刺激情况下的眼位，分为解剖休息眼位和生理休息眼位。

（1）解剖休息眼位（position of anatomical rest）：由于眼眶轴向与眼中线大约成45°。当所有的眼外肌均无神经支配时，如死亡或者眼外肌完全麻痹的情况。此时仅由解剖因素和静力学因素决定，双眼通常处于适度分开和上转的位置。

（2）生理休息眼位（position of physiological rest）：缺乏所有决定定向的刺激，仅由最小的平衡肌张力维持的眼位，如深睡眠或全身麻醉的情况。生理休息眼位也呈分开状态，但分开的程度小于解剖休息眼位。

当眼睛注视远处物体时，双眼视轴平行。但如果缺乏视觉刺激时，眼睛并不处于这种眼位。

（二）无融合眼位

无融合眼位（fusion-free position）：由视觉刺激引起了位置或注视反射，但阻止了融合收到通路，这时眼睛所处的相对位置，为无融合眼位。例如，临床检查中，一眼注视一定距离的视标，而另一眼被遮盖，或使用一定的分离设备（比如马氏杆或棱镜）使双眼分离，融像从而被阻止。

（1）远无融合眼位（fusion-free position for distance）：注视目标在远处，仅由视觉刺激引导。

（2）近无融合眼位（fusion-free position for near）：注视目标在近处，除了视觉刺激外，还有调节性集合和近感性集合参与。

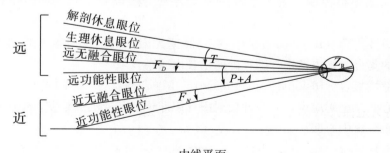

图 8-13　右眼向左看时的各种休息和功能眼位

Z_R 为眼球旋转中心，T 为张力性集合，P 为近感性集合，A 为调节性集合，F_D、F_N 分别为远、近融像性集合。

（三）功能性眼位

双眼注视目标，视轴在注视点相交，有融像性集合参与的眼位称为功能性眼位

120

(functional position)。

（1）远功能性眼位：注视远距离目标，双眼视轴平行。融像性集合维持这时的眼位，以保持双眼单视。此时为最初的眼功能位置。

（2）近功能性眼位：注视近距离目标，双眼视轴向目标会聚。

图 8－13 和图 8－14 分别图解了各种眼位及其相互转换的关系。张力性集合使解剖眼位变成生理休息眼位。

融像性集合使生理休息眼位变成功能性眼位。这是一种双眼单视的需求所产生的反射性刺激。

当近感性集合和调节性集合发生作用时，眼睛处于近无融合眼位。

当眼睛处于全黑的环境中时，无融合眼位受到张力性集合维持在大约 110cm 的中间距离。相似的是，在同样环境中，张力性调节产生黑暗性近视（dark-field myopia）。

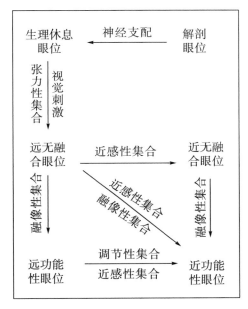

图 8－14　各种眼位的关系

（四）正位眼

能舒适持久地保持双眼视觉的平衡状态，即使无融合性反射参与，仍保持双眼视轴平行的眼位。比如在遮盖一眼的情况下，双眼仍能保持原始眼位，去遮盖后不出现眼位的偏斜。大多数人都会有隐斜的存在，近视眼多存在外隐斜，远视眼多存在内隐斜，而绝对正位眼存在较少。

三、影响眼位的因素

（一）解剖因素

解剖因素即眼眶的构成、眼附属器及其他组织对眼的位置影响。

（二）生理因素

生理因素包括一切视觉反射活动，以及非自主集合的介入。

第五节　集合功能的测定

集合的发生伴随着眼位的变化，某些特定时刻调节与集合会同时发生。集合功能的测定主要由集合幅度（集合近点）、远近水平眼位、水平聚散能力、聚散灵敏度，以及调节性集合与调节的比组成。

一、集合近点

双眼在视轴中间集合，近功能性眼位所对应的最近点，称为集合近点（the near point of convergence，NPC）。集合近点通常记录为从测试目标到双眼旋转中心的距离，与眼镜无关。集合近点测定方法与调节近点测定相似，但测定终点不同，测定集合近点的终点是复视，而调节近点的终点是视物模糊。

集合近点的正常值为距离角膜平面 40～160mm，小于 40mm 为集合过强，大于 160mm 为集合不足。和调节近点相比，集合近点并不随着年龄增长而下降，但在既往研究中，某些学者研究显示集合近点随着年龄的增长呈现线性增加的趋势。由于年龄较大的人习惯较远的工作距离，集合使用相对较少，同时缺乏调节性集合，所以老年人的集合近点比年轻人大。尽管单眼内收可达到 40°，但集合时，即使尽最大努力，双眼也常常不超过 80°。

（一）集合近点的测定

1. 主观法

要求被检者观察眼前卡片上的竖线视标，同时卡片由远及近向被检者的眼睛移动，当被检者报告出现复视时，卡片的位置即为集合近点。这种方法的缺点是，当集合已经变得不准确时，被检者并不能意识到测试视标的复视；也有一些被检者，即使双眼单视消失，仍能继续集合。

2. 客观法

使用单线卡，检查者观察被检者眼睛的集合运动情况。当卡片由远及近达到一定距离时，被检者的眼睛停止集合运动。可能观察到以下几种情形：眼球静止不动，而不是继续集合；一眼（通常是优势眼或主导眼）持续注视视标，另一眼发生等量的外转，从而使双眼眼轴变得平行。

（二）集合力的表示

双眼注视远处物体时，双眼集合状态不发生改变，此时物体所在的点为集合远点，由于有融合刺激，此时的眼位也称为远功能性眼位。集合远点和集合近点之间的距离称为集合范围，集合范围的大小称为集合力。

眼球围绕前后轴旋转通常使用角度来表示，双眼运动也可使用三棱镜度来表示。对于集合，可单独使用米角来表示。

二、集合角

（一）米角

米角（MA）为集合近点（以米为单位）的倒数，如图 8-15 所示，不管眼间距离，以裸眼旋转以获得在中线平面 B 点的双眼注视。每只眼的集合是从原位旋转到注视位的角。双眼旋转中心 Z_R 和 Z_L 的连线称为眼间基线，它的长度即眼间距离，大约与视远瞳距相等。

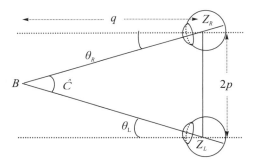

图 8-15　集合力的表示

当视轴朝向注视点时，总集合角是双眼视轴之间的夹角，用 $\hat{C}$ 表示。在双眼的旋转中心和注视点平面测量左眼和右眼旋转的角度 θ_R 和 θ_L，总集合角为它们的代数和。如果眼间距离为 $2p$，注视点与基线的距离为 q，$Q=1/q$（q 的单位为米）。如果不考虑瞳距，以米角（C）表示集合角，则：

$$C(\mathrm{MA}) = -\frac{1}{q}$$

（二）三棱镜度

集合也可以用三棱镜度来表示，三棱镜度（△）以角度计算总集合角 $\hat{C}$，则：

$$\hat{C}^{(\triangle)} = \tan^{-1}\left(\frac{2p}{q}\right)$$
$$= \tan^{-1}2pQ$$

式中，p、q 的单位均为米。

所以：

$$\hat{C}^{(\triangle)} = -2pQ(\text{cm}) = -Q \times \text{PD}(\text{cm})$$

式中，PD 为瞳距，内斜以"+"表示，外斜以"-"表示。

米角和三棱镜度的换算为：

$$\hat{C}^{(\triangle)} = C(\text{MA}) \times \text{PD}$$

三、水平聚散力

通过眼球的运动，使得双眼能够维持对于注视目标单视和清晰单视的能力称为水平聚散力。其主要分为集合能力和分开能力，集合能力往往大于分开能力。当增加 BO（base out）棱镜，为保持物像落于双眼视网膜对应点上，眼睛在棱镜的作用上顺应性内转，此时动用正融像性聚散能力；相反，当增加 BI（base in）棱镜，为保持物像落于双眼视网膜对应点上，眼睛在棱镜的作用上顺应性外转，此时动用负融像性聚散能力。根据 Morgan 临床标准，水平聚散力正常值范围如表 8-2 所示。

表 8-2　Morgan 临床标准

检查		平均值	$\frac{1}{2}$SD	可接受范围
视远	隐斜	-1	±1	0～-2
	BO 模糊点	9	±2	7～11
	BO 破裂点	19	±4	15～23
	BO 恢复点	10	±2	7～11
	BI 破裂点	7	±2	5～9
	BI 恢复点	4	±1	3～5
视近	隐斜	-3	±3	0～-6
	BO 模糊点	17	±3	14～19
	BO 破裂点	21	±3	18～24
	BO 恢复点	11	±4	7～15
	BI 模糊点	13	±2	11～15
	BI 破裂点	21	±2	19～23
	BI 恢复点	13	±3	10～16

（一）水平聚散力的测量

对于成年人，需使用综合验光仪，在屈光矫正的基础上，使用旋转棱镜分别在双眼增加同一方向的棱镜量，以先 BI 棱镜再 BO 棱镜的顺序进行测量，因为基底向内的棱镜放松调节和集合，而基底向外的棱镜刺激调节和集合。棱镜的增加使物像分离，被检者需利用自身的聚散力使物体成像在视网膜对应点上，直至聚散力不足以维持。对于儿童，由于配合度欠佳，且不能清晰地表述出视标的变化，所以建议使用棱镜条测量，检查者可以清楚地观察患儿的眼动情况。

（二）水平聚散力的表示

将以模糊点、破裂点、恢复点来作为水平聚散力的记录点。

随着棱镜的增加，首先，眼将动用融像性集合储备来保持视标的清晰单视，模糊点发生在融像性集合储备用尽时，被检者只能动用调节性集合储备来维持双眼单视，因此，此阶段的视觉目标并不能保持清晰，仅能维持单一视标，直至破裂点的形成。在视远时，因双眼处于调节放松状态，BI 测量值并不会出现模糊点的具体数值，当融像性集合储备用尽时，视觉目标直接破裂，模糊点与破裂点出现重合。若出现视远 BI 模糊点，需考虑测试之前屈光度数是否足矫。

（三）调节性集合与调节的比

当眼睛注视一个近目标，调节和集合同时产生。集合必须准确到几分弧以内，以避免产生复视，而调节不需精确，眼睛的景深仍可使观察者获得清晰的知觉。

裸眼产生的集合角为眼间间距（$2p$）所对注视目标的倾角。例如，如果 $2p=$ 6.6cm，注视目标距离眼间基线 330mm，集合需求为（1/0.33）×6.6 或约 $20^\triangle$。如果目标位于左眼正前方，集合主要由右眼产生。遮盖右眼后，由于集合与调节的同步使用，右眼仍保留一定的集合，比如说 $15^\triangle$。在左眼前放置一定的准确中心定位的负镜片以刺激调节，保持遮盖的右眼集合增加，比如说 $18^\triangle$。去除右眼遮盖后，集合进一步增加，以重新产生双眼单视。进一步增加以获得双眼准确注视的集合称为融合性集合。

通过 Moddox 杆或者棱镜分离双眼测量，通过对调节的刺激所产生的集合称为调节性集合。在临床上，可利用调节性集合来调整患者的屈光矫正以获得舒适双眼视。对于一些视近时有过度集合的患者，可在阅读镜片上增加一定的正镜片，使患者看近时对调节的需求减小，从而使过度的集合减少。相反，减下正镜片刺激患者的集合，从而可使患者有足够的调节储备。

引起调节性集合的调节力与其所诱发的调节性集合的比称为调节性集合调节比（the ratio of accommodative convergence to accommodation，AC/A）。AC/A 可用来确定处方改变的量。根据测定方法的不同，参考范围也相应有一些变化，梯度法的正常范围为 $3\sim5^\triangle/D$，计算法的正常范围为 $2\sim6^\triangle/D$。测定 AC/A 的方法如下。

1. 计算法

假定看远时，被遮盖眼外展 $1^\triangle$，看 33cm 处的视标时，集合不足为 $6^\triangle$，如果患者的瞳距为 66mm，总的集合需求为（1÷0.33）×6.6＝20。分离的双眼视轴的夹角为 $14^\triangle$，也就是比双眼注视的需要量少 $6^\triangle$。由于看远时调节松弛，眼轴与平行相比有 $1\triangle$ 的分离，总的调节性集合的总量为 $15^\triangle$。假如眼睛的主点与眼睛旋转中心的距离很小可忽略，这种情况下的调节的需求为 3.00D，因此：

$$AC/A=15/3=5.0$$

可直接使用公式：

$$AC/A=p+d（H_n-H_d）$$

式中，p 为瞳距，单位为 cm；近注视距离为 d，单位为 m；远隐斜斜视量值为 H_d，近隐斜斜视量值为 H_n（内隐斜为"+"，外隐斜为"−"）。

例如：患者 A 瞳距为 60mm，看远时隐斜度为 $1^\triangle$ 外隐斜，注视 40cm 近目标时隐斜度为 $6^\triangle$ 外隐斜，求该患者 AC/A。

根据公式 $AC/A=p+d（H_n-H_d）$

$$=6+0.4[-6-（-1）]$$
$$=4$$

2. 梯度法

为了克服近感性集合的影响，可固定测试距离以保持近感性集合不变，通过一定的球镜改变进入眼睛的光线的聚散度从而改变调节。

使用一定的方法分离双眼，确定配戴适当眼镜的双眼相对位置，双眼前加入 +1.00D 的镜片，使调节减少 1.00D，如果眼睛分开 $4^\triangle$，AC/A 为 $4^\triangle$/D。年轻患者也可使用 −1.00D 的镜片，诱导集合的增加。

梯度法也可用于看远，但只能使用负镜片。注视的视标必须有一定的细节以刺激调节。

3. 计算法与梯度法的比较

计算法分别测量远、近两种眼位的隐斜量的比较，因此近方眼位会受到近感性集合的影响，使得计算数值增大，而梯度法固定测试距离，消除了近感性集合的影响。

四、集合与调节

（一）调节和集合的比例关系

研究调节与集合的关系时，常规使用眼间基线作为原点，而不是眼的主点。理论上，正视眼对调节的需求为 $-Q$。因此，正视眼注视聚散度为 −3.00D 距离的物点时，需要的调节为 3.00D，集合为 3MA。

1. 正视眼

公式 $\hat{C}（^\triangle）=-2pQ（cm）=-Q\times PD（cm）$ 显示：当调节为 $-Q$ 时，总的集合需求为 $-2pQ（cm）$，因此正视眼的集合与调节比可表示为：

$$\hat{C}/A=2p=PD（cm）$$

对于近矫正的正视眼，如果眼镜片的光学中心正对既定的工作距离，集合需求不变，而调节取决于近附加。

2. 未矫正的屈光不正眼

如果眼屈光为 K，在注视聚散度为 Q 的视近时的调节为 $(K-Q)$，而集合未改变，仍为 $-2pQ$，则：

$$\hat{C}/A = 2pQ/(Q-K)$$

这个比值有较大范围的可能的值。例如，远视眼在集合的量与正视眼相同时，需要付出比正视眼更多的调节。但是，如果不考虑用于补偿视远的屈光值，仅仅考虑视近时产生的另外的调节，$\hat{C}/A$ 与正视眼相同。对于近视眼，则情况不同，如 -3.00D 的近视眼焦距在 $1/3$m，对于这样或更远的距离不需要调节。

（二）非正视眼及其眼镜矫正后的比值

假定眼镜为常规配戴，镜片的光心正对视远。视近时，前面已经讨论过眼睛调节与眼镜调节不同。同样，集合也受到镜片三棱镜效应的影响。下面推导眼镜矫正和角膜接触镜矫正两种不同情形下的 $\hat{C}/A$ 比值。

1. 眼镜矫正后的比值

如图 8-16 所示，已知眼镜度 F_s 为 -8.00D，瞳距为 66mm，眼镜的后顶点距离 (d) 为 13mm，眼镜距眼球旋转中心的距离 (z) 为 25mm，近物 HB 距眼镜的距离 (l_s) 为 -333mm，距视远眼轴距离为 h_R，通过眼镜所成的像为 $H'B_R'$，像距为了 l_s'，距视远眼轴距离为 h_R'。按照前面的方式首先求实际调节。

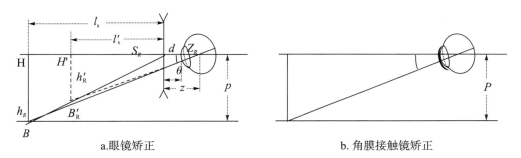

图 8-16　不同矫正方式示意图
a.眼镜矫正　　　b.角膜接触镜矫正

（1）求主点屈光度 K。

$F_s = -8.00$D $\rightarrow l_s' = -125$mm；

$-d = -13$mm；

$K = -7.246$D $\leftarrow k = -138$mm。

（2）求近物经眼镜片后的聚散度 L'。

$L_s = -3.00$D $\leftarrow l_s = -333$mm；

$F_s = -8.00$D；

$L_s' = -11.00$D $\rightarrow l_s' = -90.91$mm；

$-d_s = -13$mm；

$L = -9.624$D $\leftarrow l_s = -103.91$mm。

（3）求实际调节。$A_0 = K - L = -7.246 + 9.624 = 2.378$(D)。

（4）求 $\hat{C}$ （详见图 8-16）。

$$h'_R = \frac{h_R l'_s}{l_s} = \frac{h_R L_s}{L'_s} = 33 \times \frac{-3.00}{-11.00} = 9(\text{mm});$$

$$\theta = \frac{100 h'_R}{l'_s + z} = \frac{100 \times 9}{90.91 + 25} = 7.765(^{\triangle});$$

$$\hat{C} = 2\theta = 15.53 \ (^{\triangle})。$$

（5）求 $\hat{C}/A$ 。$\hat{C}/A = \dfrac{15.53}{2.378} = 6.53$ 。

2. 角膜接触镜矫正后的比值

使用角膜接触镜矫正，可认为近物距离角膜接触镜 346mm，所以眼调节为 2.89D，集合角与正视眼相同，所以用角膜接触镜矫正后的 $\hat{C}/A$ 比值计算如下：

$$q = l_s + z = -333 - 13 = -346(\text{mm});$$

$$Q = \frac{1}{q} = \frac{1000}{-346} = -2.89(\text{MA});$$

$$\hat{C} = 2.89 \times 6.6 = 19.07(^{\triangle});$$

$$\hat{C}/A = \frac{19.07}{2.89} = 6.60。$$

所以，尽管使用角膜接触镜矫正近视，眼睛会付出更多的调节，但眼镜矫正和角膜接触镜矫正的 $\hat{C}/A$ 是基本相同的。

总之，屈光不正用角膜接触镜矫正时，眼调节与正视眼相同；用框架眼镜矫正时，近视所需的眼调节比正视眼低，远视较高。用角膜接触镜矫正时，近视眼所需的调节比框架眼镜高，付出的集合也比戴框架眼镜高，集合调节比基本相同；而远视眼所需的调节比戴框架眼镜高，付出的集合也比戴框架眼镜高，集合调节也基本相似，与正视眼相近。

对于 $\hat{C}/A$ ，可使用二项式分析获得近似值。眼镜矫正的眼调节 A 近似为：

$$A = -L_s(1 + dL_s + 2dF_s)$$

总集合为：

$$\hat{C} = 2pL_s\{1 + z(L_s + F_s)\}$$

$$\hat{C}/A = 2p\{1 + (z - d)L_s + (z - 2d)F_s\}$$

角膜接触镜矫正：

$$A = -L_s(1 + dL_s)$$

$$\hat{C} = 2pL_s\{1 + zL_s\}$$

$$\hat{C}/A = 2p\{1 + (z - d)L_s\}$$

z 一般为 25~30mm，d 一般为 12~15mm。在上面的式子中 $(z - 2d)$ 的值非常小，如果忽略不计，眼镜矫正和角膜接触镜矫正的 $\hat{C}/A$ 相等；进一步来说，$\hat{C}/A$ 的值与矫正眼镜的屈光度无关。

五、集合灵敏度

眼睛对于集合和分开物像能够快速反应的融像性聚散称为集合灵敏度（convergence

facility）。当棱镜放于双眼前时，视标落于视网膜非对应点上，动用融像性聚散功能使物体单视。与调节不同的是，调节会随着年龄的增加而逐渐减小，但年龄对于集合的影响甚微。正常值为（13±3）cpm。

在完全矫正的情况下，使用近视力卡与集合翻转拍（12$^\triangle$BO 和 3$^\triangle$BI），测试在双眼开放情况下，一分钟之内的翻转周期（以 BI＋BO 为一周期）。值得注意的是，一方面，若被检者年龄大于 40 岁或为非变焦人工晶状体植入患者，在测试之前，需增加相应的近附加，避免由于调节问题而导致的视物模糊。另一方面，开始测试时，需将翻转拍 BI 先放于被检者眼前，待融像清晰后，再转至 BO 并开始计时，若出现测试过程中视标的移动，则需注意出现单眼抑制的情况。

六、集合诱导性调节

正如对眼睛调节需求的改变可产生集合的改变，集合的改变也可诱导调节的改变。这种由集合诱导的调节改变称为集合诱导性调节（convergence-induced accommodation），也称为集合性调节（convergence accommodation）

为了测量完全由集合诱导的调节值，正常控制调节的机制必须被消除。使用直径 0.5mm 的针孔人工瞳孔，可减小几个屈光度的离焦所导致视网膜模糊圆。两眼分别使用两套测试视标，它们的相对位置控制眼睛的集合，然后测量眼睛的屈光状态。使用客观验光仪更为准确。由于消除调节的屈光度线索很困难，集合诱导性调节在临床不能被准确地测量。

七、相对集合

如果分别以屈光度（D）和米角（MA）来表示调节和集合的单位，在 3～5MA，相对调节的范围最大。在集合值的高低两端，相对调节范围非常小。在固定的调节水平，可改变的集合的相对量，也称为融合储备。患者通过正常大小的瞳孔，观看具有一定细节的目标，仅改变对集合的刺激，患者保持目标清晰的集合和分开的量即为相对集合（relative convergence）。

第五节　集合功能异常

虽然大多数人都可舒适用眼，但其中绝大部分人都存在隐斜的情况，其中，近视眼多存在外隐斜，远视眼多存在内隐斜，只有少部分人为绝对的正位眼。正常范围内的隐斜并不会影响视功能，但当融合储备不足以提供隐斜量的需求，患者将会出现视疲劳、视物模糊、重影等症状。临床上水平眼位主要以遮盖－去遮盖法，Maddox 杆法，von-Graefe 法作为主要的集合功能的测量方式。

一、遮盖－去遮盖法

遮盖－去遮盖法（Krismy）通过遮盖单眼的方式打破双眼融合，被遮盖眼去遮盖之后若出现外到正或内到正的眼球运动，则表示该患者有斜视或隐斜。辅助三棱镜可以定量的检测斜视度。

二、Maddox 杆法

通过水平 Maddox 杆分离双眼所能看到的物像，打破融合，使双眼表现出原始眼位状态，根据视网膜对应点原理，通过点与线的位置关系定性判断隐斜的类型。

例如，在被检者左眼前放置水平 Maddox 杆，右眼开放，在完全暗环境中，注视远处点光源，此时，左眼所看到的是水平 Maddox 杆形成的垂直线，右眼为点光源。若被检者报告竖线位于左侧，点位于右侧，为内隐斜。由于被检者右眼视轴与视标重合，左眼呈现内转的趋势，其视轴将转向右侧，由于眼位的变化，视标通过眼睛的屈光系统所成的像将位于黄斑鼻侧，鼻侧视网膜所对应的物点位于视野的颞侧，因此被检者感觉到点与线的位置为非交叉关系。反之，若点线呈现交叉关系，则为外隐斜。其判断可总结为"眼不交叉像交叉，像不交叉眼交叉"。

辅助三棱镜可定量测量隐斜度数。值得注意的是，Maddox 杆的测量需在绝对暗室环境下进行，若环境过于明亮，被检者将难以看到 Maddox 杆所成的像。

三、von-Graefe 法

棱镜分离的方式因其准确性高，重复性强，在临床上使用较多。通过棱镜附加使目标分离，可达到打破融合的目的。根据终点棱镜方向判断隐斜的性质，终点棱镜度数决定隐斜量。当终点为 BI，则被检者为外隐斜，反之则为内隐斜。因 von-Graefe 法同时分离了水平及垂直方向的目标物体，因此终点的判断需在检查之前使被检者充分理解。

以上三种方式中，Maddox 杆法和 von-Graefe 法需在综合验光仪下进行，且需要被检者的主观配合，所以仅适用于成人和配合较好的儿童，对于配合度差的儿童或存在智力障碍的成人等可使用遮盖－去遮盖法配合棱镜排镜来进行检查。若检查结果差别较大，需进行反复测试，并让被检者适度休息，避免用眼疲劳所带来的误差。

四、集合异常

（一）集合不足

1. 定义

患者在视近时，多表现为外隐斜，远距离视物多表现为正位或者轻微的外隐斜，AC/A 低。

2. 症状

视疲劳，眼部有牵拉、紧张感，眼球酸胀，严重时眼周围疼痛，视近时视物模糊、聚焦困难；视近物时有重影、复视感；阅读字体有跳动的感觉。

3. 诊断

（1）视近时，表现为外隐斜；视远时，表现为正位或者轻微外隐斜。

（2）集合近点正常或大于正常范围。

（3）低 AC/A。

（4）正融像性聚散范围缩小。

4. 治疗

（1）训练。集合不足可通过视觉训练进行增强，如聚散球、裂隙尺等，能改变集合近点，改善集合不足症状。

（2）屈光矫正。可利用不足矫的镜片，调动患者的调节性集合。

（3）棱镜。可在双眼前附加 BI 棱镜改善患者的症状。

（二）集合过度

1. 定义

患者视近时，表现为内隐斜，远距离视物表现为正位或者轻微的内隐斜，AC/A高。

2. 症状

视疲劳，眼部有牵拉、紧张感；长时间视近物时有重影、复视感；严重时感眼周围疼痛而放弃视近工作，遮盖一眼症状可改善。

3. 诊断

（1）视近时，表现为内隐斜；视远时，表现为正位或者轻微内隐斜。

（2）集合近点大于正常范围。

（3）高 AC/A。

（4）负融像性聚散范围缩小。

4. 治疗

（1）屈光矫正。屈光不正的集合过度患者应进行足矫，近视患者给予最低负度数，远视患者最高正度数，在屈光上尽量减少调节所引起的集合的影响。

（2）附加镜片。视近时附加正镜片用于阅读，可减少由于视近调节所引起的集合。

（3）棱镜。若附加球镜尚不能改善症状，可在双眼前使用 BO 棱镜改善患者的症状。

（4）训练。集合过度较集合不足更难通过视觉训练进行增强。

（三）散开不足

1. 定义

患者视远时，表现为内隐斜，近距离视物表现为正位或者轻微的内隐斜，AC/A低。

2. 症状

视物有重影，复视感，且距离越远复视现象越严重，视近无明显异常。

3. 诊断

（1）视远时，表现为内隐斜；视近时，表现为正位或者轻微内隐斜。

（2）集合近点表现为正常范围或略大。

（3）低 AC/A。

（4）负融像性聚散范围缩小。

4. 治疗

（1）屈光矫正。

（2）棱镜。可于双眼前增加 BO 棱镜，减轻集合的压力，但长期使用三棱镜可能使症状越发严重。

（3）训练。通过聚散球、裂隙尺来改善散开不足的症状，但训练对于散开不足效果不佳，主要借助于前两种方式。

（四）散开过度

1. 定义

患者视远时，表现为外隐斜，近距离视物表现为正位或轻微的外隐斜，AC/A 高。

2. 症状

视物出现视疲劳，看远时出现重影，看近可无明显异常。

3. 诊断

（1）视远时，表现为外隐斜；视近时，表现为正位或者轻微外隐斜。

（2）集合近点表现为正常范围或略小。

（3）高 AC/A。

（4）正融像性聚散范围缩小。

4. 治疗

（1）屈光矫正

（2）棱镜，可于双眼前增加 BI 棱镜，减轻集合的压力。

（3）训练。通过聚散球、裂隙尺来改善散开过度的症状。

（五）假性集合不足

1. 定义

患者视远时眼位正常，视近时表现为高度外隐斜，AC/A 正常。

2. 症状

近距离工作需调整视近距离，长时间视近时眼胀、眼痛，额部有牵拉感，视近有视物模糊，并不能持续清晰。

3. 诊断

（1）视近眼位无明显变化，视近时表现为明显外隐斜。

（2）集合近点表现为正常范围或减小。

（3）正常 AC/A。

（4）正相对调节范围缩小。

4. 治疗

（1）屈光矫正。

（2）近附加正镜片。视近时给予辅助正镜片帮助调节。

（四）案例分析

【案例1】李××，25 岁，办公室职员，主诉视物疲劳，看电脑 5 分钟之后必须休息，若持续使用电脑，将会出现头晕、眼痛、眼胀等症状，短时间不能好转。遂至医院检查，得到以下检查结果：

（1）主观验光：OD $-2.50/-0.50\times180 \rightarrow 1.0$；OS $-3.00/-0.75\times180 \rightarrow 1.0$。

（2）眼位：$-1^{\triangle}$exo（远），$-10^{\triangle}$exo（近）。

（3）NPC：15cm。

（4）AC/A：2。

（5）集合灵敏度：0cpm，BO 不能通过。

（6）聚散范围。远：BI x/10/5；BO 7/12/6。

　　　　　　　近：BI 7/15/8；BO 5/7/4。

（7）分析：患者的病史中无其他疾病及药物史，排除器质性的疾病，提示为功能性异常。检查结果显示患者双眼存在低度散光近视，矫正视力正常。看近明显为外隐斜，集合近点略大，集合力略低于正常水平；水平聚散范围 BO 明显减小，BI 基本正常，可推测患者集合范围缩小；AC/A 减小，结合患者主诉看近不能持久，可以诊断患者为集合不足。

（8）治疗：①屈光矫正；②视觉训练；③附加棱镜。

【案例2】刘××，10 岁，学生，由于单眼主觉视力良好，故一直未进行屈光检查，近段时间主诉看书出现眼痛，头痛的情况，有时出现重影的情况。遂至医院检查，眼部无明显器质性病变，其他检查结果如下：

（1）主观验光：OD $+5.00 \rightarrow 0.8$；OS $+6.25/+0.50\times90 \rightarrow 0.7$。

（2）眼位：$+1^{\triangle}$eso（远），$+14^{\triangle}$eso（近）。

（3）NPC：2cm。

（4）AC/A：7。

（5）集合灵敏度：0cpm，BI 不能通过。

（6）聚散范围。远：BI x/5/3；BO：8/15/7。

近：BI 3/7/3；BO：18/25/17。

（7）分析：患者的病史中无其他疾病及药物史，排除器质性的疾病，提示为功能性异常。检查结果显示患者双眼主要存在中度远视，矫正视力低于同年龄正常水平。看近明显为内隐斜，集合近点小，集合力高于正常水平；水平聚散范围 BI 明显减小，BO 基本正常，可推测患者分开能力减小；AC/A 增大，结合患者主诉看近重影，可以诊断患者为集合过度并伴有屈光不正性弱视。

（8）治疗：①屈光矫正；②附加棱镜。

（宋雨桐　朱申麟　刘陇黔）

思考题

1. 调节主要分为哪四种，分别代表什么？

2. 眼的视近三联动表现为哪些现象？

3. 分别简述动用调节和放松调节时眼部所发生的生理改变。

4. 判断以下病例的调节异常类型。

患者，男，12 岁。主诉：看书 5～10 分钟后视物出现模糊，伴随眼痛，已经经过初步检查，没有器质性的异常。

（1）远用视力：OD 1.0；OS 1.0。

（2）近用视力：OD 1.0；OS 1.0。

（3）主觉验光：OD/OS 平光。

（4）正、负调节相对调节：NRA +1.50D；PRA −2.50D。

（5）调节幅度：OD 13.00D；OS 13.00D。

（6）调节灵敏度。单眼：OD 0cpm，正镜不能通过；OS 0cpm，正镜不能通过。

（7）双眼：0cpm，正镜不能通过。

（8）MEM：OD/OS 0D。

5. 以下哪个测量指标中表示调节与集合的关系？（　　）

A. 相对调节

B. 相对集合

C. AC/A

D. 调节近点

6. 集合不足的患者可通过训练，如聚散球等来提高集合范围。其训练的是以下哪方面的能力？（　　）

A. 张力性集合

B. 融像性集合

C. 近感性集合

D. 调节型集合

7. 完全屈光矫正的患者瞳距 60cm，视远时双眼为 3 棱镜度外隐斜，注视 40cm 处的目标时，为 1 棱镜度内隐斜，该患者 AC/A 是否为正常？

8. 王××，主诉看电脑 20 分钟之后眼睛出现疲劳，无法继续工作，试分析该患者考虑出现了什么问题。客观检查如下：

（1）验光：OD $-3.25/-1.00\times180$　1.2；OS $-2.75/-0.75\times175$　1.2。

（1）眼镜度数：OD $-3.50/-0.75\times180$；OS $-3.25/-0.75\times175$。

（3）NPC：3cm。

（4）AC/A：7。

（5）聚散范围：远，BI x/5/3，BO 12/24/13。

　　　　　　　　近，BI 5/10/6，BO 15/26/14。

第九章 老视及其检查

第一节 调节与年龄

眼正常的调节幅度即调节力。人眼的调节力因年龄差异而不同。年轻人的晶状体具有良好的弹性，可以塑造成更陡的形状。当睫状肌收缩，悬韧带松弛时，晶状体可发生很大的变化，其表面的曲率可以有明显的增加。随着年龄的增长，晶状体纤维逐渐硬化，晶状体凸度和曲率的增加量逐渐变小，表现为调节力减退。出生后早期，人眼的调节力范围是很大的，为 15.00～25.00D。10 岁时儿童的调节力为 14.00D，而到 15 岁时减退到 12.00D 左右，20 岁时仅为 10.00D 左右。之后调节力逐年下降，直至 60 岁以后，调节力基本上稳定在 1.00D。所以，调节力从年轻时候开始下降，直到 60 岁。60 岁后仍保留一定量的聚焦能力，可能是景深（depth of field）而不是真正的调节。

Dodders（1864）最早把调节力作为年龄的函数进行了测量。Duane（1922）曾对 4000 只人眼调节力做单眼与双眼的测定，并绘成单眼调节力对于年龄的曲线图（图 9-1）。他以角膜前 14mm 作为原点，接近距离眼球前主面 15.5mm。实际上，Duane 所测量的是正视眼和完全矫正的屈光不正者的眼镜调节。从图中可明显看出儿童调节力很大，随着年龄增大调节力逐渐减退。到 50 岁以后调节力已经所剩无几。该图的数值是对单眼调节力的测定结果。他的实验中对双眼调节力测定的结果表明，15 岁左右的青少年的双眼调节要比单眼调节力高 1.00～2.00D；45～50 岁成人组仅高不到 1.00D；而 50 岁以上不足 0.50D。45～60 岁段的曲线形状有争议，使用主观方法进行测量，所得结果包括有景深的成分；由于这个年龄组瞳孔较小，相对景深较大，调节力可高达 2.00D。

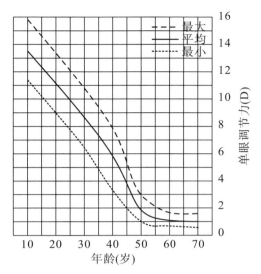

图 9－1 单眼调节力随年龄改变曲线

客观的测量方法也发现调节力随着年龄直线下降。Hofstetter（1965）发现 50 岁前的个体调节力已降为零，Hamasaki（1965）的研究显示 48 岁以上的个体调节力不到 0.50D。Hofstetter 通过统计学分析，发现调节力与年龄呈线性关系，提出了年龄与调节力关系的经验公式：

最小调节幅度＝15－0.25×年龄（临床上常用）

平均调节幅度＝18.5－0.30×年龄

最大调节幅度＝25－0.40×年龄

对于婴幼儿的调节，使用视觉诱发电位发现：大部分 2～4 个月的婴儿可显示一些调节反应。4～5 个月的婴儿调节可达到 4.00～5.00D。使用摄影验光也发现 2～10 个月的婴儿对眼前 25～100cm 的刺激调节能做适当的改变。

关于调节力与调节范围的定量问题，应该明确的是，调节范围是指远点与近点之间的空间范围，对于每一眼都会有明确的远点与近点的空间定位，所以调节范围的量值也是明确的。至于调节力定量，尽管其量是客观存在的，但是由于充分调节时人眼主点位置明显地前移，从微观的观点出发，眼调节力的定量可以说不甚明确。

由于调节力的下降，对于年龄较大的人在远矫正的基础上需要以正镜片近附加的形式用于产生额外的聚焦能力。近距离工作时需要以上帮助的人称为老视（presbyopia）。老视不能确定为特定的调节幅度，近附加或近矫正不仅依据调节幅度，还与习惯工作距离和近距离工作的性质有关。

已矫正的远视眼的眼调节力比正视眼高，趋向于较年轻时需要近附加。而近视眼则相反。事实上，低于 5.00D 的近视眼常常可取下所戴的远矫正眼镜来对付近距离工作。

实际上，调节力个体之间存在差异。根据 Duane 的资料表明，调节幅度的变化范围如下：

（1）20～45 岁，调节幅度±2.00D。

（2）50 岁，调节幅度 1.00D。

（3）50岁以上，调节幅度±0.50D。

第二节　老视

随着年龄增长，人眼的调节力逐渐下降，从而出现视近困难等症状。在近距离工作时必需附加凸透镜才能获得清晰的近视力，这种现象称为老视或老花。老视是一种正常的生理现象，不属于疾病，也不属于屈光不正，是人步入中老年后都会出现的视觉问题。所以我们一定要正确对待老视。老视的核心是人眼的调节力减退，老视的出现是由人眼调节力不足造成的。当人眼使用的调节力小于其调节幅度一半以下时，近距离工作才能舒适持久。如果所需调节力大于调节幅度的一半，很可能就会出现老视症状。年龄是影响眼调节力的主要因素，但是处于同一年龄段的人老视的出现有些人早一些，有些人迟一些，这说明除了年龄和老视密切相关外，老视的发生和发展还与其他因素相关。本节将就比较常见的老视的影响因素进行阐述。

一、老视的影响因素

（一）原本的屈光不正状态

无论是正视眼、远视眼还是近视眼，任何屈光状态的人群都会出现老视现象，只是老视的表现和出现时间有差异。一般来说，远视眼比近视眼视近时需要更大的调节力，特别是在屈光不正未矫正时。无论是用框架眼镜还是角膜接触镜矫正，远视者为了代偿远视度数，看眼前相同距离的物体所需要的调节量都高于近视者，所以远视者比近视者老视出现更早。

（二）平时的用眼习惯及眼镜配戴方式

调节需求直接与工作距离相关，工作距离越近调节需求就会越大。所以从事近距离工作的人比从事远距离工作的人更容易出现老视。例如，同为50岁的两位正视者，一位是教师，视近距离要求为33cm，一位是保安，视近距离要求为100cm。根据调节幅度的经验公式，他们的调节幅度均为2.50D，再根据"保留一半调节幅度"理论，他们可以使用的调节幅度都为1.25D。教师33cm的视近需求需要3.00D的调节，可使用的调节力明显不够，需要配戴老视眼镜。而保安100cm的视近需求需要1.00D的调节，可使用的调节力刚好合适，所以不需要配戴老视眼镜。老视的出现还和眼镜的配戴方式有关。配戴框架眼镜和配戴角膜接触镜的近视者相比，由于存在近眼距，减少了调节需求，所以配戴框架眼镜比配戴角膜接触镜者出现老视症状要晚些。

（三）地理位置

由于温度对晶状体会产生影响，所以生活在高气温地区的人会比生活在低气温地区的人老视出现更早。如生活在赤道附近的人较早出现老视症状，老视的进展也比其他地区的人快。

（四）身体素质

个子高的人手臂会更长，他们可以把阅读物放在更远的地方，工作距离就会比较远，所以调节需求也会减少。因此个子高的人比个子矮的人出现老视更晚。

（五）药物

正在使用胰岛素、抗焦虑抑郁药、抗精神病药、抗组胺药、抗痉挛药和利尿药等的人群，由于药物对睫状肌的作用，老视出现会比较早。

（六）其他因素

近距离工作时的照明环境和个体的身体健康状况等也会影响老视的发生和发展。

二、老视的临床表现

老视患者会逐渐发现在平时习惯的工作距离工作或阅读时，看不清小字或没有以前那么清楚，会不自觉地将头往后仰或者把阅读物放到更远的地方。这样减少了调节需求，减少了视近所需的调节力，字体更容易看清楚。阅读时喜欢找照明条件较好的地方，甚至要在太阳光下才能看清楚。经常抱怨光线不够亮而看不清楚阅读物上的字。这是因为强光下人眼瞳孔缩小，起到针孔镜的作用，减少了像差和焦深，减小了视网膜上的模糊斑，从而提高近视力。看近喜欢皱眉眯眼，这样会觉得清晰些，眯眼的作用类似于瞳孔缩小，起到针孔的作用，对近视力提高也会有一定的帮助。视近不能持久容易疲劳。由于调节力减退，在使用双眼调节极限的情况下近距离工作不能持久，同时由于调节集合的联动效应，过度的调节会引起过度的集合，所以视近时字体易串行重叠，最后导致无法阅读。有些老视者还会出现眼胀、头痛等视疲劳症状。

老视的检查需要先矫正屈光不正，准确验光并完全矫正屈光不正是老视验配成功的基础。在完全矫正屈光不正的基础上再进行近附加的测量。

第三节　老视近附加及其检查方法

从 40 岁开始，人眼的调节力明显地减退至 4.00～5.00D。此后，对于近距离的工作就难以单靠自身眼调节力胜任，这种生理状态称为老视或老花。为了能看清近物，并保持一定的持续时间而不致产生眼睛疲劳，人眼需要借助凸透镜来替代调节，该凸透镜称为阅读附加（reading addition）或近附加。正视眼不同年龄的调节力及近附加见表 9-1。

表 9—1　正视眼不同年龄的调节力及近附加

年龄/岁	预期幅度/D	近附加/D
20	10.00	—
30	8.00	—
40	6.00	—
45	4.00	0~1.00
50	2.00	1.00~1.75
55	1.00	1.50~2.25
60	1.00	1.75~2.50

一、确定初始近附加

初始近附加的测量是老视检查的开始。它与年龄成正比，年龄越大调节幅度越小，因而近附加就越大。初始近附加的选择可使用以下几种方法：测量调节幅度法、融像性交叉柱镜（FCC）测量法、远用屈光处方+近视力测量法、患者年龄推算法。

（一）测量调节幅度法

第一步是测量患者可用的调节幅度。可以使用移近、移远法，负镜法，公式法或年龄推算法。

测量调节幅度时，如果被检者年龄较大，很难分辨出近视力表上的视标，此时可以预先置入一定量的正球镜再进行测量，测量结果减去预先置入的正球镜度数就是被检者的调节幅度。

一般情况下，近附加量需要根据实际近工作距离 l_s 与眼的剩余调节力做出估算。为了保持眼的阅读舒适，必须保留适当量的调节，这个量应为剩余调节量的 1/2~2/3。根据"一半调节幅度"的经验理论，即近距离工作最舒适的状态是使用的调节力为调节幅度的一半。从 60 岁开始，人眼剩余调节仅约 1.00D，可考虑完全保留患者的调节力，也就是给予其工作距离的全部附加。例如，工作距离为 30cm 时，其全部附加可为 3.00~3.50D。表 9—1 给出了易于记忆的近似预期值。表中的第三栏给出了近似的近附加。但需要强调是，近附加处方不能孤立地取决于患者的年龄，还与患者的工作距离、身高和实际调节幅度相关。

调节幅度还可以直接用最小调节幅度公式进行计算。最小调节幅度=15－0.25×年龄。例如，某患者 50 岁，根据其年龄可以推算出其调节幅度。调节幅度=15－0.25×50=2.50D。这种方法简单方便，但因为个体差异，结果差别较大。

老视的出现和工作距离密切相关。是否需要配戴老视矫正眼镜取决于工作距离和患者的调节幅度。在完全屈光矫正的前提下，可以用下式来表示工作距离和调节需求之间的关系：

调节需求＝1/工作距离。

式中，调节需求的单位为 D，工作距离的单位为 m。例如：某患者工作距离为 33cm，则调节需求为 3.00D。

初始近附加一般估算可以根据下式进行：

$$Add = -L_s - \frac{1}{2}A_{Amp} \text{ 或 } Add = -L_s - \frac{1}{3}A_{Amp}$$

式中，L_s 为阅读平面对于眼镜平面的聚散度（即调节需求）。不同年龄的调节力 A_{Amp} 的值可以参考表 9-1。

例 1：已知工作距离 $l_s = -400$mm，$A_{Amp} = 3.00$D，如使用 $\frac{1}{2}A_{Amp}$，问需要多少近附加？

解：$L_s = -\frac{1000}{400} = -2.50$D；

$Add = -L_s - \frac{1}{2}A_{Amp} = 2.50 - 1.50 = 1.00$D。

例 2：如果该眼是戴 +4.00D 矫正的远视眼，后顶点距离 $d = 14$mm，给予的近附加为 +1.00D，其实际眼调节是多少（以角膜顶点代为主点）？

解：（1）求眼的主点聚散度 K。

远矫眼镜度 $F_s = +4.00$D → $f'_s = +250$mm；

$-d = -14$ mm；

主点聚散度 $K = +4.24$D ← 236mm。

（2）求近物对眼主点的聚散度 L。

近物对眼镜的聚散度 $L_s = -2.50$D ← $l_s = 400$mm；

近附加眼镜度 $F_s = +5.00$D；

经眼镜后聚散度 $L'_s = +2.50$D → $l'_s = +400$mm；

$-d = -14$mm；

经眼镜后对主点聚散度 $L = +2.59$D ← +386mm；

眼调节 $A_0 = K - L = 4.24 - 2.59 = 1.65$（D）。

这表明戴 +4.00D 矫正眼镜的远视眼，得到 +1.00D 近附加看眼前 400mm 的目标时，所需要的眼调节为 1.65D。

（3）求该眼的实际调节力 A_{Amp}。

因为已知其眼调节力为 +3.00D，可见戴矫正眼镜又充分调节时，能看清对眼镜聚散度为 -3.00D 的近物，该物经眼镜后的聚散度 L'_s，及其对眼主点的聚散度 B 分别为：

近物对眼镜聚散度 $L_s = -3.00$D；

眼镜度 $F_s = +4.00$D；

近物经眼镜聚散度 $L'_s = +1.00$D → $l'_s = 1000$mm；

$-d = -14$mm；

调节近点对主点聚散度 $B = \frac{1}{l'_s - d} = \frac{1}{986} + 1.01$D ← =986mm。

B 值相当于第八章式子（8−5）中的 L，实际眼调节幅度为：

$A_{Amp}=K-L=4.24-1.01=3.23D$。

由上面计算的眼调节 $A_0=1.65D$，得 $A_0/A_{Amp}=1.65/3.23=0.51$。

可见，以 A_{Amp} 的量计算得到的近附加，与推算到的实际眼调节与眼调节力之比非常一致。

使用调节力推算近附加并不是很可靠，一方面是由于测量的不准确性，另一方面理论上推论的调节需求不是实际产生的。

（二）融像性交叉柱镜测量法

老视常表现为调节滞后，因为老视的发生是由于调节力下降引起的。在近距离工作时，例如在 33cm 距离视物时，正常调节刺激量应为 3.00D，而老视者因为调节力不足，动用的调节力只有 2.00D，就少于 3.00D 的调节刺激量，差值 1.00D 即为调节滞后。对于近视标的调节刺激，调节反应不足，这就是调节滞后的表现，所以可以通过测量患者的调节滞后的量来确定初始近附加的度数，如临床常用的融像性交叉柱镜法。

融像性交叉柱镜法测量使用的视标（图 9−2）为两组相互垂直的直线。患者眼前加上 ±0.50D 的交叉圆柱镜，负轴在 90° 方向上，焦点变为一个史氏光锥。由于负轴在 90° 方向上，所以垂直方向上屈光力较强，光线通过垂直方向后会先会聚，形成一条水平焦线。水平方向屈光力较弱，通过水平方向会聚后形成的垂直焦线靠后。水平焦线位于视网膜前，垂直焦线位于视网膜后，如果调节反应等于调节刺激，两焦线离视网膜的距离相等，最小弥散圆落在在视网膜上。当老视者注视眼前的视标时，由于眼调节力不足，最小弥散圆就不能聚焦在视网膜上，而是聚焦在视网膜后，水平焦线会离视网膜更近一些，所以患者会觉得水平线比垂直线更清晰。调整镜片，最终使水平线和垂直线同样清晰。在远用屈光度的基础上增加的正镜度数即为患者的初始老视近附加度数。这种方法可用于单眼测试和双眼测试。对于早期的老视患者，融像性交叉柱镜法测得的初始近附加可能会偏大，但对于年龄较大的老视患者，该方法较为准确。但无论哪种情况都需要下一步确定精确近附加的检查。如果老视患者刚开始就回答垂直线清晰，适当调暗光线，如果变为水平线清晰可以进行下一步检查，如果还是垂直线清晰，说明该患者有"垂直偏好"，则不能用该方法来测量初始近附加。如果患者年龄较大不能看清垂直线和水平线，则可以先置入一定正度数，使其可以分辨出垂直线和水平线的清晰度差异。最后的结果加上预先置入的正度数就是老视者的初始近附加度数。

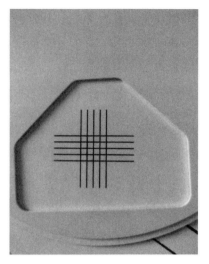

图 9-2　FCC 测量使用的视标

（三）运用屈光处方＋近视力测量法

在远用屈光矫正镜片的基础上逐步增加正镜片，直到获得清晰的近视力，所增加的正镜度数就是初始近附加度数。

（四）患者年龄推算法

表 9-1 的右栏给出了近附加的近似值，可通过下面的方法进行调整，而不必测量调节幅度。

如果患者的工作距离为 33cm，近附加的初始点可用以下公式计算：

（患者的年龄－35）/10

如果患者习惯较长的工作距离，可用以下公式计算：

（患者的年龄－40）/10

使用上面的公式，随着年龄，近附加逐渐增加，但对 60 岁以上的患者应谨慎，因为年龄较大的患者喜欢在 40cm，甚至更远的距离阅读，所需的近附加不应超过＋2.50D。

二、确定精确近附加

初始近附加都是粗略的，还需要进一步精调，不能直接进行试戴，因为老视患者年龄相对较大，反应速度较慢，短时间内试戴很难发现配戴不适的问题。此外，由于人眼的调节幅度不只是与年龄相关，获得的初始近附加还不够精确。如果初始近附加是合适的，患者配戴远用屈光度加上初始近附加后，在其工作距离阅读时，所使用的调节力应刚好为患者调节幅度的一半。患者可增加或减少的调节力应该相等。此时通过测量正、负相对调节，加正镜放松调节，得知患者已经使用了多少调节力，加负镜刺激调节，得知患者还有多少调节力没有使用。如果两次测量得到的结果相同，则说明该近附加是合适的。如果不相同则需要调整。

调整方法：老视近附加度数＝初始近附加度数＋1/2（正相对调节＋负相对调节）。

三、确定老视处方的方法

（一）清晰视力的范围

患者配戴精确后的近附加后，用完所有调节幅度将得到一个近点，完全不用调节将得到一个远点。这两点之间的范围称为清晰范围。精确后的近附加度数和远用度数放在试镜架上，在光线充足的环境下让患者手拿近视标或阅读卡，并嘱咐患者放在自己平时习惯的阅读位置，确定此时近视标或阅读材料上的字是否清晰。患者将近视标或阅读卡慢慢移远直到上面的字刚好变模糊，此处为最远清晰点。患者再将近视标或阅读卡慢慢移近直到上面的字刚好变模糊，此处为最近的清晰点，两点之间的范围就是清晰范围。

观察患者习惯的阅读距离，该距离应该在清晰范围的前 1/3～1/2，才是舒适持久的。如果患者习惯的阅读距离较远，在清晰范围的后 1/2 范围内，则说明近附加偏大，应适当减少。如果患者习惯的阅读距离较近，在清晰范围的前 1/3 范围内，则近附加值偏小，应适当增加。清晰范围的前 1/3～1/2 检查者可以用米尺测量也可以用经验观察判断，以确定是否需要调整近附加。

（二）试镜片法

患者将阅读卡放在自己平时习惯的阅读位置上，这个位置并不是最清晰的位置，给予低度的正球镜，如果这样更清晰，将增加的正球镜加入患者所配戴的试镜片中。如果更模糊或没有变化，则使用负球镜。如果加负球镜更清晰，则减少近附加度数。不能使用过高的负球镜，以免增加调节的需求；也不能使用过高的正球镜，以免扰乱调节和集合的正常关系。调试镜片，直到患者感觉到增加正的或负的 0.25D 的镜片后产生视力下降或没有差别为止。

（三）红绿双色试验

在老视检查中，我们也可以选用红绿双色试验，即患者配戴精确后的近附加度数后，双眼阅读距离看近视标中的红绿视标。如果红色视标清晰，说明近附加过大，应减少＋0.25D球镜。绿色视标清晰，说明近附加过小，应增加＋0.25D 球镜。还可以使用近用的双色卡（图 9-3）。调整近附加镜片使绿色背景的点稍为清晰一点，或红绿同样清晰。当移远卡片 10～30cm 时，患者应该感觉红色背景的点变得更清晰。晶状体由于年龄增加变成较深的黄色时，在年龄较大的患者会产生红色的偏差。但是，除非晶状体变得非常黄或更浑浊，使用这种方法测试是非常有效的。并且红色偏差倾向于等效低度的正镜片，这种偏差所导致的近附加的处方是安全的。

右眼戴偏振片

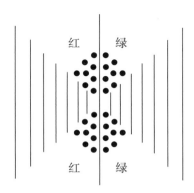

图9-3　红绿双色试验

左眼戴偏振片

（四）试戴并确定配镜处方

让患者进行 10~15 分钟的近用试戴，要注意试镜架的瞳距和患者的近用瞳距是否相同，并评估试戴情况。试戴时注意患者阅读的环境亮度是否足够，患者坐的位置是否舒适，阅读物应该放在习惯的阅读距离，不能随意调整阅读距离，告诉患者老视眼镜只能看近清晰，看远是模糊的，不能戴着老视眼镜看远或走动。如果患者试戴时出现头晕、眼胀等不适，可双眼降低+0.25D 再进行试戴。如果双眼视近时不够清晰，应保持工作距离不变，环境亮度不变的情况下，增加+0.25D，选择患者最清晰的度数。对于有散光的患者，双眼视近时会发生内旋和内转，散光轴位和度数都会发生一些改变。因此，对于有散光的患者近用试戴出现不适，可考虑适当降低散光度数或双眼向鼻侧旋转5°散光轴位，以改善患者不适症状。正常情况下，如果患者近视力一眼清晰一眼模糊，不能直接调整单眼的近用度数，而应该检查远用屈光不正验光结果是否达到双眼平衡，应该调整远用度数。调节是双眼同时等量完成的，所以正常情况下正附加值是相等的。对于同一位患者，在某一个时间点，调节幅度是不会改变的，因此工作距离就决定了近用处方。工作距离越远，调节需求就越小，近附加值越低，清晰范围就越大，试戴时很少出现不适症状。所以老视的检查确定好工作距离是非常重要的。

四、老视的处方原则

（1）远用屈光不正矫正和习惯工作距离的确定是老视验配成功的关键。以近距离工作清晰、舒适、持久为主要目的。

（2）确定工作距离时在能满足患者用眼需求和舒适度的前提下，工作距离宁远勿近。工作距离越近调节需求就会越大，近附加越大，清晰范围越窄，患者越容易出现不适。

（3）近距离工作时双眼同时使用等量的调节力，因此正常情况下近附加值双眼是相等的。调整应该双眼同时等量调整。针对双眼调节不等且相差较大的患者，或有特殊情况的患者要单眼检查。例如，患者一眼正常，另一眼白内障术后且植入人工晶状体，双眼调节力不等，检查时应注意。

（4）老视近附加不能过矫也不能欠矫，都可能导致配戴不适。

（5）如果患者以前的老视眼镜没有散光度数，现在验光有散光度数，如果对患者矫正视力没有明显影响，则尽量不加散光度数，因为新增的散光容易引起配戴不适。

（6）有散光的患者，近附加只加在球镜度数上，原则上散光度数和轴位应保持不变。但由于视近时双眼会发生内转和内旋，散光轴和度数都会发生一些改变，当出现试戴不适时应进行适当调整。

（7）老视近附加会随着年龄增加逐渐增加，这是自然规律，是不可逆的，建议患者每2~3年重新检查一次。

五、老视处方的类型

（1）对于有轻度远视或正视的患者，远视力好且没有不适症状，无需矫正。只需要近用处方，一般配单光老视眼镜矫正即可。这类患者很容易忽略屈光不正对老视验光的影响。因此即便患者视力很好，屈光度数很低，也需要先进行远距主觉验光，准确矫正屈光不正度数，尤其要注意双眼平衡。然后再验配近附加度数，远用屈光度数加上近附加度数即为患者近用度数，最后指导患者进行近用试戴。

（2）中高度远视、高度近视和散光较高的患者看远看近均不清晰，需要远用和近用两个处方。需要配戴两副眼镜，一副看远一副看近。也可以选择双光眼镜和渐变多焦点眼镜满足看远看近的视觉需求。这类患者检查时先完成主觉验光确定远用屈光度后，先按照近视、远视和散光的处方原则，进行远用试戴调整，满足患者获得清晰舒适远用视力的要求，确定远用处方后再进行近附加的检查。将精确后的近附加加上远用屈光度再指导患者进行试戴。

（3）对于轻度近视的患者，视远不清晰但视近清晰，一般情况下只需要配戴近视眼镜看远，视近可以取下眼镜。但患者会觉得频繁地摘戴眼镜很不方便，同时随着年龄的增加，当近附加明显大于近视度数时，看近也需要配戴老视眼镜，此时患者可以选择双光眼镜或渐变多焦眼镜。

六、案例分析

【案例一】患者，女，55岁，原远用屈光度数为双眼－2.50D，近来感觉戴原眼镜视远还可以，但视近不清晰，需要将眼镜摘掉后才能看清近物，觉得非常不方便，于是来医院就诊。该患者需要的老视度数为多少？应适合配戴什么眼镜才能解决患者视远视近的问题？

解：对患者进行全面的眼科检查，并询问眼病史，确定是否做过白内障手术。然后对患者进行屈光检查。患者远用屈光度数：OU－3.00D，患者平时习惯的阅读距离为33cm，则阅读时所需要的调节力为3.00D，用移远、移近法测出患者的调节幅度为1.50D，如果要阅读舒适，可用的调节幅度为一半，即1.50÷2＝0.75D。

因此，患者需要的初始近附加为3.00－0.75＝2.25D。在此基础上，测量正、负相对调节，对以上初始近附加进行精确调整。测得正相对调节为－1.00D，负相对调节为＋1.50D，两者不相等，精确后的近附加为2.25＋（－1.00＋1.50）÷2＝2.50D。选择与患者近用瞳距相符的试镜架，让患者试戴，比较＋2.25～＋2.75D的清晰度差别及舒适度，以获得清晰的近视力并有较大清晰范围的正度数为老视的最终处方。该患者最后选择＋2.50D，觉得该度数最舒适和清晰。

（1）配镜处方。远用屈光度：OD －3.00D，OS －3.00D；远用瞳距62mm。

（2）近附加。*Add* ＋2.50D，近用瞳距58mm。由于患者视近需要摘掉远用眼镜才能看清楚，觉得很不方便。因此我们可以建议患者配戴双光眼镜或渐变多焦点眼镜。

【案例二】患者，男，50岁，近年来觉得看远看近都不清楚，尤其是看近时模糊，几乎无法阅读，于是来医院就诊。请分析该患者视远视近均不清晰的原因，及需要的老视处方。

解：对患者进行全面的眼科检查及病史询问、屈光检查。患者远用屈光度：OD ＋1.50D 1.0；OS ＋1.75D 1.0，将远用屈光度数置入综合验光仪上，用FCC法测量，患者告知水平线比垂直线清晰，逐步增加正球镜，共增加＋2.00D，患者报告水平线和垂直线一样清晰。此时＋2.00D就是患者的初始近附加度数。在此基础上，测量正、负相对调节，对以上近附加进行精确调整。测量得正相对调节为－1.50D，负相对调节为＋1.00D，两者不相等，精确后得近附加为2.00＋（－1.50＋1.00）÷2＝1.75D。选择与患者近用瞳距相符的试镜架让患者试戴，比较＋1.50～＋2.00D的清晰度差别及舒适度，以获得清晰的近视力并有较大清晰范围正度数为老视的最终处方。该患者最后选择＋2.00D，觉得该度数最舒适和清晰。

（1）配镜处方。远用屈光度：OD ＋1.50D；OS ＋1.75D；远用瞳距64mm。

（2）近附加。*Add* ＋2.00D，近用瞳距60mm。由于患者视远有一定度数的屈光不正没有进行合理的矫正，所以视远会觉得不清晰。视近不清晰是因为远视和老视均没有进行合理矫正。患者可以配两副眼镜分别视远和视近，也可以配戴双光眼镜或渐变多焦点眼镜。

第四节　老视的矫正

老视的原因是由于调节力不足，最简单的方法是运用凸透镜补偿。近年来老视的矫正方法呈现多样化。最常见的矫正方法是配戴框架眼镜，随着科技的发展，老视的矫正也可以通过配戴角膜接触镜和手术的方式来完成。

一、框架眼镜矫正

框架眼镜是直接用凸透镜来补偿调节力不足，是简单、经典、有效的矫正老视的方法。按照镜片的设计方式不同，框架眼镜可以分为单光眼镜、双光眼镜和渐进多焦点眼镜。

（一）单光老视眼镜

单光老视眼镜是单焦点透镜，是最简单和普及的老视矫正眼镜。其优点是价格相对便宜，缺点是只可用于近距离工作时使用。一般适合看远正视或视远视近切换频率低的老视者使用。对于视远也有屈光不正的老视者，也可以配戴两副眼镜矫正，但频繁地更换眼镜常造成不便。

（二）双光眼镜

双光眼镜是将两种不同屈光度的镜片合在同一个镜片上，镜片表面有一分界线，用镜片上方视远，下方视近。其优点是一副眼镜既能视远又能视近，解决了老视者频繁更换远用和近用眼镜的不便。缺点由于镜片的两个区域屈光力差别较大，且每个区域中只有固定的屈光度，通过上下镜片都只能看清有限距离的目标，分界线会有像跳和像位移的光学缺陷，分界线本身也使得镜片不美观，且容易暴露年龄，很多爱美人士不愿接受。

（三）渐变多焦点眼镜

渐变多焦点眼镜以特有的原理和功能克服了双光眼镜的缺点，能同时满足近距离、中距离和远距离的视物要求。镜片具有远用区、近用区、过渡区和像差区四个区域。其设计原理是在过渡区域内有渐变的屈光度，由远用屈光度向近用屈光度逐渐过渡。渐变多焦镜片的优点是具有全程的清晰视觉，无分界线，外形美观，无像跳现象。

缺点：由于镜片设计的特殊性，屈光度是连续变化的，所以渐变区两侧存在像差。镜片的适应期较长，一般适应 3~15 天。由于两侧有像差，患者使用时需要改变用眼习惯。

二、角膜接触镜矫正

因为老视者不同于年轻人的眼部解剖和生理。所以老视者验配角膜接触镜具有很大的特殊性。老视者角膜需要氧量增加且对缺氧的耐受性降低，需要选择更高透氧性的角膜接触镜。老视者泪液分泌量减少，应缩短配戴时间或补充人工泪液。老视者的眼部肌力下降和脂肪堆积，应增大角膜接触镜镜片的基弧和直径，确保良好的中心定位及镜片的移动度。

（一）角膜接触镜和框架眼镜联合矫正

1. 远用角膜接触镜联合近用框架眼镜

视远时配戴角膜接触镜，视近时在配戴角膜接触镜的基础上配戴框架眼镜。这种方法适合长期配戴角膜接触镜的老视者。老视验光时应在配戴远用角膜接触镜基础上进行片上验光，验出近用屈光度。

2. 近用角膜接触镜联合远用框架眼镜

视近时配戴角膜接触镜，视远时在配戴角膜接触镜的基础上配戴框架眼镜。这种方法适合全天需要近距离或中距离工作的长期配戴角膜接触镜的老视者。老视验光时先进行远用角膜接触镜验光，然后在进行近用角膜接触镜验光，最后在配戴近用角膜接触镜的基础上进行片上验光，验出远用度数。

（二）单眼视角膜接触镜

两眼验配不同屈光度的角膜接触镜，一眼视远，一眼视近，选择优势眼视远，非优势眼视近。利用大脑视皮质优先选择清晰像的原理来抑制一眼的模糊像，这样老视者就能在视远和视近时均获得清晰的像。这种方法需要一定的适应时间，且由于没有良好的立体视觉，长时间视近也容易引起视疲劳，适合年轻时一直配戴角膜接触镜，出现老视后仍然希望配戴角膜接触镜者。

（三）同时视型双焦和多焦点角膜接触镜

双焦点和多焦点接触镜同框架眼镜的设计原理相似，可以同时解决视远视近的问题。配戴后可改变单眼视角膜接触镜没有良好立体视觉的缺陷。但验配时需要很强的专业性，而且费用较高。

（四）单眼视和同视时联合矫正

老视者一眼使用单眼视角膜接触镜，另一眼使用同时视型双焦和多焦点接触镜。通常优势眼配戴单眼视角膜接触镜，非优势眼配戴同时视型双焦和多焦点接触镜。该方法是验配单眼视和同时视型双焦和多焦点接触镜失败后的尝试方法。

三、手术矫正

随着社会人口老龄化加速，针对老视的手术治疗方式逐渐增多。大致可以分为以下两类：一类是以矫正老视为主要目的而开展的手术，包括角膜激光手术、射频传导性热角膜成形术和巩膜扩张术；一类是在进行老年性白内障手术或其他眼内屈光手术时，利用现在人工晶状体植入技术同时达到矫正老视的目的。

（一）角膜激光手术

通过角膜激光手术改变角膜的曲率，矫正主视眼的远视力，用于视远。矫正非主视眼的近视力，用于视近。达到单眼视的效果，其矫正原理与角膜接触镜类似。除此之外还可以通过准分子激光切削制作多焦角膜，使角膜形成一个多焦的形态，从而提高老视者的远视力和近视力。目前，角膜激光手术矫正老视已经取得了很大的发展，由于其重要的临床意义和广阔的发展前景，预计将来会有更多安全有效的新技术出现。

（二）射频传导性热角膜成形术

射频传导性热角膜成形术的工作原理是运用射频电流作用于周边角膜，使角膜胶原组织产生瘢痕性收缩，改变角膜中央部曲率来达到治疗的效果。该方法以不损害中央角膜、安全、方便、恢复期短、可重复治疗等优点得到不断发展并且临床应用日趋成熟，成为治疗远视和老视的重要方法之一。射频传导性热角膜成形术在治疗轻中度远视的临床应用中被证明是安全有效的，但近年来的临床观察发现其术后回退比较明显。

（三）巩膜扩张术

巩膜扩张术是将一个圆锥形的环带缝合于角巩膜缘后 1.5~3.0mm 处的巩膜处，在手术眼睫状区对称性、放射性切除一定深度的角膜，通过使巩膜膨隆，增加睫状肌和晶状体的距离，从而使患者术后的调节力增加。至今该手术的实际效果仍然存在争论。

（四）非调节性人工晶状体植入术

非调节性人工晶状体只能提供单焦视力，但由于光学设计比较成熟，成像质量比较好。临床上可以根据具体情况解决老视的问题。例如选择晶状体时预留一部分近视度数，患者视远时戴近视眼镜，视近时不戴眼镜。

（五）调节性人工晶状体植入术

随着白内障手术的成熟和人工晶状体设计技术的不断发展，调节性人工晶状体植入术越来越成熟。该手术不但能给患者提供清晰的视力，还能提供一定程度的调节力。患者术后可以看清一定距离范围内的物体。这是一种非常有前景的治疗方法，适合年龄较大且合并白内障的老视者。

（熊　玲　刘陇黔）

思考题

1. 老视的定义是什么？老视与远视有区别吗？
2. 简述老视的规范验配流程。
3. 初始近附加的检查方法有哪些？
4. 老视的矫正方式有哪些？

第十章　眼球运动和双眼视

第一节　眼球运动

眼球及其周围的解剖结构、生理功能正常，以及神级支配正常是眼球运动和双眼视的基础。

一、眼球运动的解剖生理

眼眶及眼球周围的筋膜决定了眼球在眼眶中的位置，进而影响着眼球运动。

（一）眼眶及其筋膜

1. 眼眶

眼眶为鼻根两侧的颅骨窝，呈梨形。眼球居于其前方正中。眼眶内外侧壁互成45°。两内侧壁互相平行，两外侧壁互成90°（图10-1）。眼眶由七块颅骨构成，包括泪骨、筛骨、额骨、颧骨、蝶骨、上颌骨、腭骨。周围有颅窝和副鼻窦。眼眶内有许多孔、裂、管，包括眶上裂、眶下裂、视神经孔及视神经管，分别有许多神经、血管通过，并容纳眼的一些附属器官。由于组成眶内侧壁的筛骨菲薄如纸，来自筛窦的感染或新生物容易侵犯到眼眶。

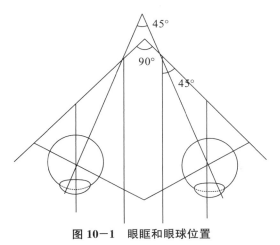

图 10-1　眼眶和眼球位置

151

2. 筋膜

（1）Zinn 总腱环：为在眶尖围绕视神经，通过眶上裂鼻侧的神经、血管的结缔组织环。除了下斜肌外的五条眼外肌及提上睑肌均起自此。

（2）眼球筋膜：为包绕整个眼球及其眼外肌的筋膜组织，又被称为 Tenon 囊。眼球筋膜向前在角膜缘周围与巩膜融合，此处最薄；向下变厚，参与形成 Lockwood 韧带，参与保持眼球正常位置。

（3）肌鞘、肌间膜和节制韧带：由眼球筋膜包容眼外肌形成肌鞘，肌鞘与周围组织有系带相连。内、外直肌的肌鞘均有筋膜与相邻眶骨壁相连，形成内、外节制韧带，作用为防止眼外肌的过度运动。四条直肌之间有筋膜相连，称为肌间膜。肌间膜可以帮助维持眼外肌位置。

（二）眼外肌

右眼眶和眼外肌示意图见图 10-2。SO、MR、SR、IR、LR 分别为上斜肌、内直肌、上直肌、下直肌、外直肌，Z 为旋转中心。

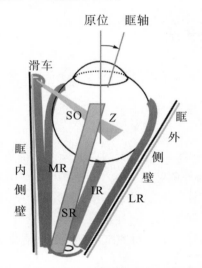

图 10-2　右眼眶和眼外肌图示（从上面观）

1. 内直肌

内直肌（medial rectus，MR）起于总腱环，是眼外肌中作用最强的，肌肉肥大、肌腱短，肌肉止点与角膜缘距离最近，止于角膜缘后 5.5mm。全长 40.8mm，其中肌腱长 3.7mm，宽 12.3mm。作用方向与眼轴一致。

2. 外直肌

外直肌（lateral rectus，LR）起于总腱环，止于角膜缘后 6.9mm。全长 40.6mm，其中肌腱长 8.8mm，宽 9.2mm。作用方向与眼轴一致。

3. 上直肌

上直肌（superior rectus，SR）起于总腱环，止于角膜缘后 7.7mm。其上方为提上睑肌，其肌鞘与提上睑肌之间有系带相连，因此功能上有相关，当眼球上转时，上睑亦上提；在眼球赤道部，上斜肌位于其下方。全长 41.8mm，其中肌腱长 5.8mm，宽 10.6mm。作用方向或肌肉长轴与眼轴成 23°角。

4. 下直肌

下直肌（inferior rectus，IR）起于总腱环，止于角膜缘后 6.5mm。全长 40mm，其中肌腱长 5.5mm，宽 9.8mm。作用方向与肌肉长轴与眼轴成 23°角。

5. 上斜肌

上斜肌（superior oblique，SO）起于总腱环，沿着眼眶内上壁向前，到达内上眶缘之前形成肌腱通过作滑车（trochlea），向后外经过上直肌下方，呈弧形止于眼球的上后方。全长 60mm，其中肌腱长 20 mm。作用方向与眼轴成 55°角，并位于眼球旋转中心的后方。

6. 下斜肌

下斜肌（inferior oblique，IO）：起于眶骨缘内下稍后的骨窝，向后外经过下直肌下方，止于眼球的后外方，外直肌止点的后方。全长 37mm，几乎无肌腱，止端宽 9.6mm。作用方向或肌肉长轴与眼睛在原位时的眼轴成 51°角。

除了五条眼外肌，提上睑肌也起自总腱环，控制上睑的运动，并与上直肌在功能上有相关。

（三）眼外肌的功能

六条眼外肌的功能如表 10-1 所示。以右眼下斜肌为例，在图 10-3 中，下斜肌位于颞上象限，即水平轴的上方，它具有上转的功能；同时位于垂直轴的外侧，所以它可使眼球外转；它的功能弧与上方相反，说明可使眼球外旋。表 10-1 总结了六条眼外肌的功能，从表中也可看出，上直肌和上斜肌为内旋肌，下直肌和下斜肌为外旋肌。

表 10-1 眼外肌的功能

肌肉	主要功能	次要功能	
内直肌	内转	—	—
外直肌	外转	—	—
上直肌	上转	内转	内旋
下直肌	下转	内转	外旋
上斜肌	内旋	下转	外转
下斜肌	外旋	上转	外转

当其中一条眼外肌麻痹，其功能部分或完全障碍时，就会发生斜视。例如，右眼外直肌麻痹，右眼将向内偏斜。如果眼前的物体成像在左眼视网膜中心凹，由于右眼内斜，同一个物体将成像在右眼视网膜中心凹的鼻侧，而右眼的鼻侧视网膜对应右眼颞侧空间，患者将发生同侧复视或称为非交叉复视，即右眼所看到的像在右侧，左眼所看到的像在左侧。

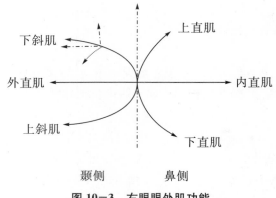

图 10-3 右眼眼外肌功能

（四）神经支配和血液供应

1. 神经支配

眼外肌受三对颅神经的支配。动眼神经（Ⅲ颅神经）支配内直肌、上直肌、下直肌、下斜肌，同时也支配提上睑肌、睫状肌和瞳孔括约肌。滑车神经（Ⅵ颅神经）支配上斜肌。外展神经（Ⅳ颅神经）支配外直肌。支配眼外肌的这些运动神经纤维起自中脑上丘水平的动眼神经核团。这些神经核团中有一群称为 Edinger-Westphal 核的小细胞群，发出副交感神经支随动眼神经走行，进入睫状神经节，其节后神经支配瞳孔括约肌和睫状肌。

2. 血液供应

血液供应来自颈内动脉的眼动脉，其发出肌支，再分为上、下支达到眼外肌，其中上支发出的小支达到提上睑肌、上直肌、上斜肌、外直肌，下支发出的小支达到内直肌、下直肌和下斜肌。四条直肌的肌支离开肌止端后形成睫状前动脉。

二、单眼运动

由于眼球被周围软性脂肪组织包围，因此眼球在眼眶中运动的时候，除了眼球本身运动，还有位移发生，即眼球在眼眶中的位置并不是固定不变的。因此，下面要讨论的眼球运动形式只是为了说明问题而假设眼球位置不变。

（一）参照点面

第一眼位又称为原位（primary position），是指头肩保直立状态时，眼睛向正前方注视远处物体的眼位。第二眼位（secondary position）是指眼球转动到上、下、左、右的正方向后所处的位置。第三眼位（tertiary position）是指眼球转到右上、右下、左上、左下的斜方向后所处的位置。以上三种眼位共九个位置，就是临床上的诊断眼位（diagnostic position），具体如图 10-4 所示。

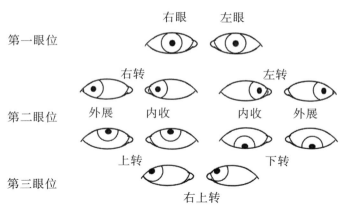

图 10-4　眼球运功和眼位

1. 眼球的旋转中心

如前所述，因为眼球运动时其在眼眶中的位置并不固定，而有位移发生，因此眼球的旋转中心并不是固定的一点。但是为了描述眼球运动，可以认为眼球中心位于角膜顶点后 13.5mm，偏角膜几何中心的鼻侧 1.6mm，这是一个近似的点。

2. Listing 平面

Listing 平面又称额平面，是与头部矢状面正交且通过双眼旋转中心的平面，并且与双眼在原位时的眼轴垂直，它与原位时眼球的赤道部刚好吻合。

3. Fick 坐标轴

三维的眼球运动坐标轴。其中在 Listing 平面上，通过眼球旋转中心做一垂直轴，即为 Z 轴；通过眼球旋转中心做水平轴，即为 X 轴；通过旋转中心做垂直于 Listing 平面的轴，即 Y 轴，也是视轴。眼的 Listing 平面和 Fick 坐标如图 10-5 所示。

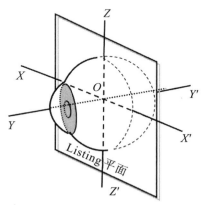

图 10-5　Listing 平面和 Fick 坐标轴

（二）单眼运动（Duction）的形式

1. 水平运动（Z 轴）

眼球围绕 Z 轴旋转的运动称为水平运动，以角膜前顶点为标志，转向鼻侧称为内转（adduction），转向颞侧称为外转（abduction）。

155

2. 垂直运动（X 轴）

眼球围绕 X 轴旋转的运动称为垂直运动，以角膜前顶点为标志，转向上方称为上转（supraduction），转向下方称为下转（infraduction）。

3. 旋转运动（Y 轴）

眼球围绕 Y 轴旋转的运动称为旋转运动（torsion），以角膜 12 点为标志，转向鼻侧称为内旋（incycloduction），转向颞侧称为外旋（excycloduction）。旋转运动是非自主运动，主要由姿势反射的前庭冲动产生。当头向右肩倾斜时，眼球的垂直子午线随之倾斜，姿势反射使双眼角膜垂直子午线尽量保持在垂直位上，就会使右眼内旋、左眼外旋；而头向左肩倾斜时，右眼外旋、左眼内旋（如图 10-6 所示）。

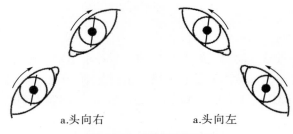

a.头向右　　　　　　　　a.头向左

图 10-6　眼球旋转运动

（三）主动肌、协同肌和拮抗肌

眼球向某一主要眼位方向运动时，起主要作用的肌肉称为主动肌。而协助主动肌完成该方向运动的肌肉称为协同肌。对抗主动肌作用的肌肉称为拮抗肌。例如，眼球内转时，内直肌为主动肌，外直肌为拮抗肌，上、下直肌为协同肌；眼球外旋，下斜肌为主动肌，上斜肌为拮抗肌，下直肌为协同肌。

三、双眼运动

双眼运动指大脑皮层、皮层下中枢及其神经纤维控制下双眼协调一致的眼球运动。与双眼运动有关的皮层及皮层下中枢包括前庭系统（vestibular system），或称为前庭眼反射；视觉动力系统，产生视动性眼球震颤（optokinetic nystagmus）、扫视系统（saccadic system），产生扫视运动；追随系统（pursuit system），产生追随运动，以及聚散系统（vergence system）。

（一）双眼运动的形式

1. 同向共同运动

双眼向相同方向转动，双眼在转动时是同时、等量、等速的，包括共同右转（dextroversion）、共同左转（levoversion）、共同上转（sursumversion）、共同下转（deorsumversion）、共同右旋转（dextrocycloversion）、共同左旋转（levocycloversion）。除共同旋转外的其余双眼运动可以是自主的，也可以是非自主的。

自主双眼运动见于被检者根据自己的意愿向某一方向转动眼球，或者被检者跟随眼前运动的目标朝某一方转动眼球。非自主双眼运动与姿势反射有关。

2. 异向共同运动

双眼向相反方向转动，双眼在转动时也是同时、等量、等速的，包括集合（convergance）和分开（divergance）。集合是指双眼注视由远及近的目标时，产生的双眼内聚，又称为辐辏，是由内直肌收缩产生的。分开是指双眼注视由近及远的目标时，产生的双眼散开，由内直肌放松产生。

（二）配偶肌

双眼运动时具有相同作用、互相配合的肌肉。配偶肌只存在于双眼状态下，人眼共有 6 对配偶肌（具体见表 10－2）。例如，朝右上方转动时，右眼上直肌和左眼下斜肌为配偶肌，以此类推。值得注意的是，配偶肌并不是固定不变的，其随着双眼运动的形式而发生变化。例如，双眼共同右转时，左眼内直肌和右眼外直肌是配偶肌；而双眼集合时，左眼内直肌和右眼内直肌是配偶肌。

表 10－2　配偶肌和诊断眼位

配偶肌	活动范围	活动范围	配偶肌
右眼上直肌 左眼下斜肌	右上方	左上方	右眼下斜肌 左眼上直肌
右眼外直肌 左眼内直肌	正右方	正左方	右眼内直肌 左眼外直肌
右眼下直肌 左眼上斜肌	右下方	左下方	右眼上斜肌 左眼下直肌

（三）诊断眼位

如前所述，第一、第二、第三眼位可以用于确定某条眼外肌，即当某条眼外肌出问题时，通过一定的注视方向就可以显示并诊断出来，这个注视方向称为该条眼外肌的诊断眼位，诊断眼位图见图 10－7。

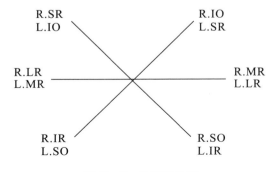

图 10－7　诊断眼位图

R. 右眼；L. 左眼；M 内；L 外；S 上；I 下；R 直肌；O 斜肌

上直肌在原位时，由于它的作用方向与眼轴成 22°，所以具有上转、内转和内旋的功能，当眼球向外转动 22°时，眼轴与上直肌作用的方向重合，此时，上直肌仅有上转功能，所以，向外上方转为上直肌的诊断眼位。同样可分析出来，下斜肌的诊断眼位为向内上方转，下直肌的诊断眼位为向外下方转，上斜肌的诊断眼位为向内下方转，内直肌的诊断眼位是向内转，外直肌的诊断眼位为向外转。诊断眼位也叫作该眼外肌的作用范围。肌肉本身的病变或者神经支配出现问题，都会导致诊断眼位上的配偶肌之间作用不一致，而出现斜视。此时，就需要依靠诊断眼位来判断是哪一只眼的哪一条眼外肌发生异常。嘱咐患者朝着诊断眼位转动眼球，如果发现一眼朝某个方向运动减弱，那么运动减弱方向上对应的眼外肌就是异常肌。

四、眼位

第一、第二、第三眼位还可以根据眼球运动的运动方式来划分。

第一眼位，或者称为原位（primary position）：指头肩保直立状态，眼睛向正前方注视远处物体，此时通过双眼旋转中心的垂直线相互平行且垂直于双眼旋转中心的连线。

第二眼位（secondary position）：眼球围绕 X 轴（水平轴）上下转及 Z 轴（垂直轴）左右运动时到达的眼位。

第三眼位（tertiary position）：眼球向斜方向运动时的眼位，是眼球围绕三个轴（即 X 轴、Y 轴和 Z 轴）运动后达到的眼位。

除了上述三种眼位外，还有休息眼位（position of rest），根据维持休息眼位的因素不同，又分为解剖休息眼位和生理休息眼位。

解剖休息眼位：指眼球完全不受自主神经和非自主神经支配时的眼位，此时的眼位只和眼球所处的解剖结构有关。这个眼位大约为双眼外转 20°并稍微上转，在全身麻醉或者死亡时才会出现。

生理休息眼位：指仅依靠眼外肌肌张力维持的眼位，大约也是双眼外转并稍微上转的状态。其具体数值在各个报道中有差异。因为测量本身就是外来刺激，无法排除测量时眼球运动条件反射的影响。由此，也可以看出，第一、第二和第三眼位是依靠眼球及其周围正常的解剖结构及神经支配维持的。

五、眼球运动法则

（一）Sherrington 法则

Sherrington 法则也称为交互神经支配法则，当眼球朝某个方向运动时，每一组肌肉的收缩总是伴有一致的成一定比例的拮抗肌的松弛。这是一眼主动肌和拮抗肌之间的交互神经支配法则，主动肌接收到一定量的神经冲动发生收缩，其拮抗肌就会接收到等量的抑制性神经冲动发生松弛，以确保眼球平稳运动。例如，眼球能够外转，一定是外直肌的收缩，同时伴随着内直肌等量的放松。

（二）Hering 法则

双眼运动时，双眼所接受的神经冲动强度相等、效果相等。当双眼向左上方运动时，右眼的下斜肌和左眼的上直肌为配偶肌，接收同样的神经刺激，产生同样的收缩。而它们的拮抗肌右眼上斜肌和左眼的下直肌对应产生同样的松弛，其他协同肌也是这样的关系。如果左眼的上直肌麻痹，当双眼朝左上方运动时，如果以右眼注视目标，当右眼已经达到左上方时，左眼将不能达到与右眼相同的活动范围而表现为左眼滞后；相反，如果左眼注视，左眼需要过量的神经冲动才能达到左上方，同样过量的神经冲动会达到右眼，使右眼过度转动。所以，麻痹眼注视时，眼睛偏斜的角度（第二斜视角）将大于正常眼注视时的眼位偏斜（第一斜视角）。

（三）Donders 法则

头部位置固定，眼球向斜方向（第三眼位）转动的角度固定不变时，眼球所产生的旋转也固定不变，它与主观意愿和眼球转动到该位置的方式无关。

（四）Listing 法则

当眼球从第一眼位转向任何其他位置时，如果始终围绕着最初和最终视线相垂直的轴，则在到达的位置上产生的旋转角都是相等的。

六、正位眼和异常眼位

双眼单视需要视网膜成像在双眼的对应点上，当双眼的视网膜像不在对应点上时，就会产生复视，复视的刺激将产生矫正性的反射眼球运动，以便精确调整眼球位置来维持双眼准确的中心凹注视。

双眼注视一定目标时，双眼视轴相交于注视目标。如果遮盖一眼使双眼不再同时注视目标，被遮盖眼的视轴仍保持与目标相交，称为正位眼（orthophoria）。如果被遮盖眼视轴偏离目标，称为隐斜（heterophoria）；当遮盖去除后，偏离目标的被遮盖眼仍可恢复中心凹注视。如图 10−8 所示，当双眼同时注视眼前目标时，遮盖右眼，右眼视轴朝外偏离目标，去除遮盖后，右眼视轴又恢复注视目标，这就是外隐形；遮盖后视轴偏离的角度就是隐斜角。隐斜角可以通过遮盖−去遮盖测试加三棱镜测得，用棱镜度（△）来表示。临床上，实际正位眼包括遮盖下眼位偏斜不明显的所有情形，如水平偏斜小于 $1^{\triangle}$，垂直偏斜 $0.25^{\triangle}$。

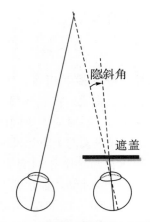

图 10-8　遮盖眼向外偏斜（外隐斜）

如果双眼不能同时注视目标，即在未遮盖时，只有一眼的视轴与注视目标相交，另一眼的视轴发生偏斜，称为显斜（heterotropia）或斜视（strabismus），这是异常眼位。值得注意的时，通常情况下，因为隐斜可以双眼同时注视目标并维持正常的双眼单视功能，属于正常眼位，不需要临床治疗；但是，在某些情况下，比如疲劳、调节和集合功能异常时，会使原来没有临床症状的隐斜表现出复视、视混淆、视疲劳等症状，这种有症状的、失代偿的隐斜，就属于异常眼位，需要临床治疗；如果继续发展，这种隐斜有可能会变成显斜。间歇性外斜就属于这种情况，患者的眼位可以处于正位，但是在疲劳、注意力不集中或者身体状况差的时候斜视就会出现。

第二节　眼球运动及眼位的检查

眼球运动检查的目的是确定眼外肌的功能是否正常。眼球运动的异常是由一条或多条眼外肌或它们的神经支配受到损害而导致的。如果双眼朝相同方向运动受到限制，称为注视麻痹（gaze palsy），这是核上损害的结果。如果双眼运动不相等，则损害发生在神经核或它们的传出神经，或肌肉本身。

一、诊断眼位的检查

使用一定的注视视标，距离患者正前方 0.5m，患者头部保持不动，然后向六个眼外肌的活动范围移动视标。当患者报告复视，仔细观察双眼的相对位置。如果一眼有抑制，患者将不会出现复视。眼球随着视标的垂直移动而移动时还可检查眼睑的运动。

使用小电筒或眼底镜作为注视视标，并使照明覆盖双眼。角膜反光点相对瞳孔中心的位置可用于评估双眼注视准确性，尤其是检查者在电筒后随着电筒移动自己的头部时。麻痹肌所在眼看到的像在诊断眼位上将移向注视方向更远的位置；遮盖该眼，较远的像将消失，借此可以判断麻痹眼。如前所述，判断麻痹肌是哪一条时，依靠观察在某个诊断眼位上某一条眼外肌的运动滞后情况，这个在前一章节已经描述过了。

值得注意的是，眼外肌在诊断眼位和原在位时的作用是不同的，不能混淆。

二、复视检查法

异常眼位将导致斜视，从而出现复视。使用双眼分离的方法，更易使患者察觉复视。最常使用的方法是使用红绿滤光片，红片戴在右眼，绿片戴在左眼。患者可报告两种不同色光的相对位置。为了显示旋转肌肉麻痹出现的旋转斜视，可使用长条形的灯管作为测试视标。

检查时，让患者头部固定，配戴红绿眼镜，视标位于眼前1m远处，分别朝六个诊断眼位加上正前方、正上方和正下方共9个方向运动，然后画出在每个方向上两眼所见复视像的相对位置。利用下列三个步骤可分析判断麻痹的肌肉：

（1）判断复视是交叉复视还是非交叉复视，找出是外转肌麻痹还是内转肌麻痹。交叉复视提示有外斜，为内转肌麻痹；非交叉复视提示有内斜，为外转肌麻痹。

（2）找出复视像的最大分离方向，根据诊断眼位，判断是哪两条肌肉麻痹。每一个诊断眼位上都有一对配偶肌，复视像分离最大的诊断眼位对应哪一对配偶肌就提示哪两条肌肉麻痹。

（3）在复视像最大分离方向上，最外周的像为麻痹眼的像。

Maddox 杆和遮盖试验法也可用于复视的检查。上述方法是一种主观检查方法，要求患者可以准确判断并表达出两眼复视像的相对位置和距离，只能作为初始检查，帮助检查者判断哪一眼的哪一条肌肉麻痹。但是，对于复杂或病程较长的眼外肌麻痹，必须使用更为准确的方法。Lancaster 屏和 Hess 屏是最常使用的检查器械和方法。具体的检查方法详见《临床技能培训丛书　眼视光实践技能操作》（人民卫生出版社，2017）有关章节。

三、遮盖试验法

遮盖试验法（cover test）是检查眼位最重要的方法，有时也称为遮盖-去遮盖法。它可在任何注视距离下进行，也可在患者不戴或配戴矫正眼镜时进行。如果患者习惯配戴眼镜，那么不戴眼镜的检查将没有意义。检查时，应使用有精细细节的视标以确保患者有充分的调节和准确的注视。检查视近眼位时，点状光源由于不能刺激欠矫的远视眼的调节，因此不能作为注视目标。检查视远眼位时，使用单个视力表视标，选择比患者视力较差眼刚好辨认行的上一行的视标。检查视近眼位时，使用带有字母或图形的卡片作为刺激视标。卡片放置在患者眼前习惯阅读或工作的距离位置上。

（1）确认患者有没有斜视。放置遮眼板在右眼前，观察左眼。如果左眼转动变成注视位，说明左眼有斜视。内斜的眼睛将向外转动，而外斜的眼睛将向内转。上斜的眼睛将向下转动，而下斜的眼睛将向上转动。对于有上下斜的患者，为了描述方便而不混淆，只描述上斜眼。如果左眼没有注视转动，说明左眼是注视眼，不能排除右眼偏斜。

因此需遮盖左眼，观察右眼有无注视转动。如果右眼没有注视转动，说明患者双眼都没有显斜。如果右眼有注视转动，说明右眼有斜视。

（2）排除显斜后，检查有无隐斜。去除右眼的遮盖，观察右眼有无注视复位运动。如果有，说明患者有隐斜。同法，遮盖左眼后，去除遮盖，观察左眼的注视复位运动。如果一眼有向外的注视复位运动，说明有内隐斜（esophoria）；有向内的注视复位运动，说明有外隐斜（exophoria）。如果去除右眼的遮盖，右眼向下复位，说明有右上隐斜（right hyperphoria）。需要注意的是，这里不描述成左下隐斜；和显斜描述上下斜视一样，描述垂直隐斜时，也是只描述上隐斜。

如果在遮盖和去遮盖检查中，双眼均无运动，说明患者为正位眼。

检查过程中，患者的眼睛应有较好的照明，遮眼板应在被遮盖眼前保留数秒，以充分破坏融合，使分离眼偏斜到它的被动位置上。遮眼板应垂直移出，从水平移出可能产生眼睛向相反方向运动的错觉，影响判断。观察点为患者眼睛的角膜缘，而不是瞳孔缘。因为去除遮盖时瞳孔大小的改变可能会影响观察。对于小度数的隐斜，反复的双眼交替遮盖才能显现出来，即轮流遮盖每眼大约一秒，直到观察到眼球移动。

遮盖试法也可使用主观的方法。如果患者有内隐斜，遮盖右眼后，右眼朝内偏斜，将遮盖由右眼移到左眼，视标将成像在右眼的视网膜中心凹的鼻侧，而鼻侧视网膜的投射空间在视野右侧，患者将感觉视标在右侧，因此患者将发觉视标从左侧跳到右侧。患者左眼将很快产生朝右的注视复位运动，而患者并不能意识他的眼球运动。所以，如果在交替遮盖中，与遮盖移动方向相反的表观运动说明患者为内隐斜，与遮盖移动方向相同的表观运动说明患者为外隐斜。

使用一定的器械分离双眼，可以更准确、定量地检查隐斜。分离双眼的方法有Moddox杆、三棱镜、红绿色镜、偏振片和同视机等。

第三节　双眼视

视觉系统使外界物体成像在双眼视网膜对应点上，并综合来自双眼的图像，形成对三维空间感知的过程称为双眼单视，简称为双眼视（binocular vision）。

一、双眼视的基本需求

（一）双眼视野在所有注视方向的重叠

人类双眼前置，尽管双眼眶分开成45°，但双眼的位置使双眼视轴平行。除了颞侧新月区外，双眼视野在正前方大部分重叠（双眼视野如图10-9所示），这是形成双眼单视的生理基础。双眼视野大于单眼视野，并能弥补单眼视野的缺陷。例如，在双眼状态下我们并不能察觉到生理盲点的存在。

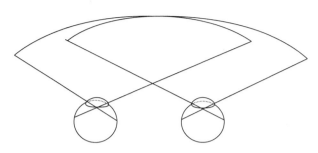

图 10-9 双眼视野示意图

（二）双眼注视范围

双眼注视范围（fields of fixation）的重叠，依赖于双眼的协调运动。注视范围是指当头部保持不动，而眼睛运动时可注视的范围。人类的双眼共轭运动范围可以超过45°。正常情况下，我们的双眼活动范围与单眼相似，但是在眼外肌麻痹时，受累肌肉的活动范围将减小。双眼注视范围可以用视野计和精细视标来测定。

（三）来自双眼的神经冲动必须到达大脑相同区域

人类双眼鼻侧视网膜神经纤维（对应双眼颞侧视野）在眼眶后视交叉处交叉到对侧，与对侧的颞侧视网膜神经纤维组成视束，到达外侧膝状体后通过视放射到达对侧视皮层，从而使来自双眼同侧视野（如右侧视野，对应右眼鼻侧视网膜和左眼颞侧视网膜）的神经冲动重叠。需要注意的是，虽然来自同侧视野的神经纤维在视交叉汇合，传入外侧膝状体，但是双眼的纤维和信息在外侧膝状体仍然是分开的。这是因为外侧膝状体的第Ⅱ、Ⅲ、Ⅴ层接受同侧眼的神经纤维，而第Ⅰ、Ⅳ、Ⅵ层接受对侧眼的神经纤维。来自外侧膝状体的神经纤维达到视觉皮层的Ⅳc层，而Ⅳ层的神经元也是单眼性的，视觉信息在之后视皮层的各层传递时才出现双眼性。

（四）知觉协同的产生

视网膜感受器有序排列，并有序与视皮层连接，从而在视皮层有正确的单眼视野的代表，两个单眼视皮层的代表融合为单一知觉。由于双眼分开 54~72mm，双眼视野接收的同一个物体的图像稍有不同，简单的叠加将会产生复视和方向冲突感觉。因此两个单眼的代表必须在大脑有对应的联系，而大脑能够融和或整合来自双眼的稍有不同的图像形成一个双眼单视图像。

二、单眼投射和视网膜对应点

在正常眼，最重要的投射线由黄斑中心凹中心的位置所确定。投射线为视网膜上的点通过眼睛结点与外界空间中的对应点的连线。每一条投射线决定了一个视方向。而每一个视方向确定了空间某一点在二维空间中的位置。通过黄斑中心凹中心与眼结点的投射线为投射轴，为单眼投射中心，这是单眼定位二维空间位置的参考点。视网膜上黄斑中心凹外位置确定的某一点经过眼睛的节点，将投射到对应的外界空间中的某一点上，这三个点之间的投射线，决定了二维空间上某一点唯一的视方向。当外界空间中的某一点投射到对应的视网膜上的某一点使其受到刺激时，总是产生相对注视点（中心凹）而具有特定视方向的知觉。

当双眼黄斑中心凹同时受到刺激时，总是感觉到相同的空间起源。相似的众多的视网膜感受器成对的对应，称为对应点（corresponding points），当双眼的对应点同时受到刺激时，它们将产生主观上限定为一个点的知觉。如图 10-10 所示，右眼视网膜上的 Q'_R 和左眼的 Q'_L 为每眼中心凹左侧的对应点。它们通过相应的节点在空间相交于 Q 点，空间 Q 点将被看成一个点，并具有相同的方向。

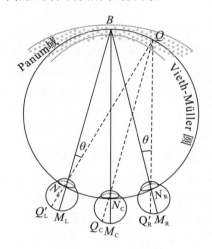

图 10-10　双眼单视界
L 为左眼，R 为右眼，C 为假想的独眼

对于一定位置的眼睛，所有落在双眼视网膜对应点的物点的轨迹称为双眼单视界（horopter）。单视界一般为弯曲面。图 10-10 的 Q 点即是在注视点 B 的单视界上。

如果假定眼球是完美对称的，每对对应点通过节点的连线与黄斑中心凹的投射轴都具有相等的角距离，如图 10-10 中的 θ。单视界将组成一个圆环，这个圆环通过注视点和双眼的节点，称为 Vieth-Müller 圆。该圆环上所有点对左右眼成的角距离都是相同的。

三、Panum 单视域和注视分离

视网膜上的对应点实际上并不是准确的点对点的关系，而是点对一定区域，这个区域称为 Panum 域。在黄斑中心凹，Panum 域大致为一个椭圆，主轴为水平，对眼节点成大约 5 分弧。在视网膜周边部，Panum 域范围更大，可达 30~40 分弧。

当一眼注视目标，而目标并没有成像在另一眼的视网膜对应点上，而是落在 Panum 单视域内，仍可产生双眼单视。这种在双眼视下的偏斜称为注视分离（fixation disparity）。注视分离的意义是让眼球运动系统维持一定量的神经支配水平以抵偿隐斜，保持双眼单视。

四、独眼和生理性复视

研究双眼视情况下物像的投射时，使用来自右眼和左眼刺激的假想的单眼更为有用。这个假想的眼睛称为独眼（cylopean）。如果独眼的剖面与 Vieth-Müller 圆吻合，则独眼的节点应在这个圆上，并与真眼节点的距离相等。独眼的黄斑中心凹位于注视点通过独眼节点的连线上。因此，当注视点位于中线平面时，独眼的基线也在这个平面。

如果视网膜上的点完全不同，当它们受到刺激并传到独眼时，则不能吻合而产生复视。复视分为生理性复视和病理性复视。眼位正常的人，在特殊状态下，两眼对同一物体产生两个不同方向的分离的知觉，称为生理性复视（physiological diplopia）。闭上一眼，在所闭眼睛对侧的影像消失称为交叉复视或非同侧复视，在所闭眼睛同侧的影像消失称为非交叉复视或同侧复视（图 10-11）。病理性复视的发生原理和生理性复视是相同的，但是发生在眼位异常的斜视患者。

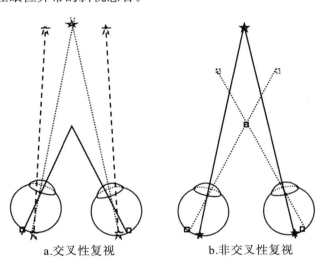

a.交叉性复视　　　　　b.非交叉性复视

图 10-11 生理性复视

交叉复视（cross diplopia）发生在注视点以近的物体，而非交叉复视（uncross diplopia）出现在注视点以远的物体。因为注视点以近的物体通过眼的节点成像在双眼中心凹的颞侧，颞侧视网膜对应鼻侧空间，故感觉物体来自中线平面的对侧，形成交叉复视。而注视点以远的物体通过眼的节点成像在双眼中心凹的鼻侧，鼻侧视网膜对应颞侧空间，故感觉物体来自中线平面的同侧，形成非交叉复视。

五、双眼视的分级

（一）同时视

双眼能同时接收物像的能力，但不必完全重合。

（二）融合

大脑能综合来自两眼相同的物像，并形成一个完整印象的能力。能引起融合反射的视网膜物像的移位幅度称为融合范围。水平融合范围为分开 4°，集合 35°；垂直融合范围为 1.5°。

产生融合的机制包括知觉性融合和运动性融合。知觉性融合是指大脑综合双眼视网膜对应点的相同物像的过程。运动性融合是指由双眼视网膜物像确定的一种定位性眼球运动，这种眼球运动使偏离对应点的物像重新回到对应点上。

（三）立体视

立体视是双眼单视的最高形式，是大脑通过双眼物像的水平分离感知三维空间的能力。

第四节　立体视觉

生活中，我们需要感知外界物体距离自己的远近，从而判断物体在三维空间位置的这种能力，这就是深度觉。深度觉可以由单眼产生，但是更加精细而准确的深度觉来自立体视觉。

一、深度觉的单眼线索

仅有单眼的人通过一定的线索可以判断物体在空间的相对位置，这些线索称为单眼线索，具体包括以下内容。

（一）大小

视网膜像的大小随着物体对眼睛所张的角的变化而变化。物体距离人眼越近，物体对眼睛张的角越大，视网膜像越大。在正常环境下，视网膜像的减小并不是物体的收缩，而是恒定大小的物体在远离人眼，这种现象称为大小恒定。利用这种现象，可以通过积累的经验判断一个熟习的物体的距离。建筑物的几何透视也提供了单眼线索。

（二）重叠

近处的物体总是遮挡远处的物体。

（三）空间透视（浓淡远近法）

光线的大气散射使远处物体的轮廓变得不清晰，并且常带有蓝色色调。

（四）阴影

照明和物体的方向决定阴影的位置，通过阴影的位置可以判断距离。

（五）运动视差

运动视差（parallax）即观察者移动时，近物似乎朝着与观察者相反的方向移动，而远物似乎朝着与观察者相同的方向移动。

（六）集合和调节

当视线从远距离物体移向近距离物体时，会产生集合、调节的近反射，这也会提示目标物体距离变近，但是这种作用相对较小。

二、立体视觉

双眼良好的协调产生双眼单视的最高形式——立体视觉（stereoscopic vision）或立体视（stereopsis）。在缺乏单眼线索的情况下，立体视可使我们相当准确地判断物体的相对距离。

立体视觉是只在双眼视条件下产生，是判断物体距离观察者相对距离的能力。这种能力是由两眼视网膜像位置的微小差异产生的，这种位置差异称为视差。如图 $10-12$ 所示，物点 Q 位于通过双眼注视点 B 所在的单视圆上，成像在视网膜的对应点 Q'_L 和 Q'_R，H 点位于 Panum 单视空间范围的边缘，成像在 H'_R 与 H'_L。对右眼而言，H 和 Q 在相同的视方向上，因此右眼视网膜上的 H'_R 与 Q'_R 重合，而对左眼而言，H 和 Q 的视方向已经不同，左眼视网膜上的 H'_L 位于以 Q'_L 为中心的 Panum 单视域的边缘。$Q'_L H'_L$ 之间微小的视差，产生了立体视觉。

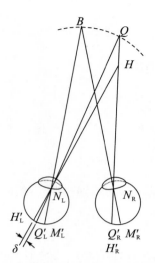

图 10-12　与物空间 Q、H 深度相关的视差 δ

图 10-13 显示了更为一般的情形，Q、H 两点不在任一眼睛相关的同一条线上，连接双眼节点形成两个同底的三角。底线的长度 $2a$ 随着集合的不同而改变，但以瞳距代之不会产生明显的误差。H 点与眼间节点基线的距离为 l，Q、H 两点之间的垂直距离为 Δl。Q 点对双眼的角为 α，H 对双眼的角为 β，以近似弧度表示如下：

$$\alpha = \frac{2a}{l + \Delta l}$$

$$\beta = \frac{2a}{l}$$

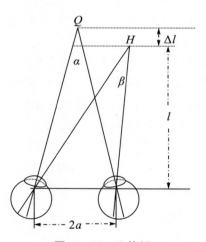

图 10-13　立体视

β 与 α 的差值即为相对双眼视差，用 η 表示，即：

$$\eta = \beta - \alpha = 2a \times \frac{\Delta l}{l(l + \Delta l)}$$

当 Q、H 之间垂直距离 Δl 很小时，上述公式里的 Δl 相比于 l 就很小，可忽略不计，可得到如下的近似表达式：

$$\eta = \beta - \alpha \approx 2a \times \frac{\Delta l}{l^2}$$

三、立体视锐度

最小可感知的双眼视差称为立体视锐度（stereoscopic acuity），以 η 表示，单位为秒弧。受过训练的观察者的立体视锐度可达 5 秒弧，在良好的条件下甚至可达到 2 秒弧。如果 η 取 5 秒弧，节点距视网膜的距离取 16.7mm，视差可小到 0.0004mm，比单个视锥细胞的直径小得多。

上面的公式，双眼视差的单位为弧度，如果以秒弧表示，1 秒弧约等于 $\frac{1}{206265}$ 弧，并用最小可感知的值 η 表示，$2a$ 用瞳距 PD 取代，可以得到下列公式：

$$\Delta l = \frac{\eta l^2}{206265 \times \mathrm{PD}}$$

这里 Δl 为最小可察觉的深度，它与观察距离的平方成正比，与瞳距成反比。

（廖　孟　刘陇黔）

思考题

1. 根据眼外肌的解剖和功能特点分析左眼上斜肌麻痹将会出现何种复视。
2. 如何用遮盖试法判断显性斜视和隐斜斜视？
3. 立体视是判断相对距离的唯一方法吗？为什么？

第十一章　眼镜视觉光学

双眼自然视物情况下，除观察点的轻微不同外，双眼具有相同的物空间。戴镜则产生了完全不同的视觉状态。共同的物空间被由右眼和左眼镜片形成的两个分离的像场所代替。在矫正屈光不正的同时，眼镜镜片产生了一系列的副作用，特别是单眼视网膜像大小和形状的改变、单眼看近物时调节的改变、双眼由眼镜像点产生的眼球转动、调节和集合之比的改变。

总之，这些副作用是由于镜片和眼睛存在距离，以及镜片不随眼睛转动而转动引起的。所以，当配戴隐形眼镜时，这些副作用会减轻，甚至消失。

第一节　眼镜放大率

眼镜放大率（spectacle magnification，SM）是指矫正眼与未矫正眼的视网膜像的高度之比，或矫正透镜所成的像对于入瞳的夹角与直接观察物体主光线对光轴的夹角之比。

物体经未矫正眼在视网膜上一般不能形成清晰的像，但某些远视患者可以通过足够的调节使物体清晰成像在视网膜上。模糊像的大小测量方法，一般测量的是从物体顶端像的模糊圆中心到物体底端像的模糊圆中心的距离。

眼镜放大率表明了视网膜像是被放大还是缩小。眼镜放大率可以表示为百分比（％），即 $|SM-1|\times100\%$

例如，SM 为 1.1，表示 10％的像放大率。SM 为 0.94，表示 6％的像缩小率。

一、视远眼镜放大率

图 11-1 为一中心在光轴上的远处物体经一个新月形正透镜成像的光路图。t 为镜片的中心厚度，n 为镜片材料的折射率，A_2 为镜片后顶点，P 和 P' 分别为第一主点和第二主点，f' 为眼镜的等效焦距，f'_v 为眼镜的后顶点焦距。

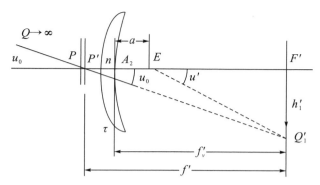

图 11-1　视远时眼镜放大率

眼镜的等效屈光度（F）和后顶点度（F'_v）具有下列关系：

$$F = \frac{1}{f'} = F_1 + F_2 - \left(\frac{t}{n}\right)F_1 F_2$$

$$F'_v = \frac{1}{f'_v} = \frac{F_1}{1 - \left(\frac{t}{n}\right)F_1} + F_2 = \frac{F_1 + F_2 - \left(\frac{t}{n}\right)F_1 F_2}{1 - \left(\frac{t}{n}\right)F_1} = FS$$

式中，F_1 和 F_2 分别为镜片前表面屈光度和后表面屈光度，$S = \dfrac{1}{1 - \left(\frac{t}{n}\right)F_1}$ ，镜片

的中心厚度和前表面的光焦度决定镜片横截面的外形轮廓，所以 S 称为形状系数。

图 11-1 中，E 为眼睛的入瞳中心，与镜片后顶点 A_2 的距离为 a。假设 Q 是远处物体的顶端。Q 经透镜所成的像为 Q'_1。整个高度为 h'_1 的像在入瞳中心所成的夹角为 u'。

根据图中的几何关系，可推出：

$$u' = \frac{-h'_1}{E\,F'} = \frac{-h'_1}{f'_v - a} = \frac{-h'_1 F'_v}{1 - aF'_v}$$

P 称为镜度系数，即 $P = \dfrac{1}{1 - aF'_v}$ ，以 $P = \dfrac{1}{1 - aF'_v}$ 代入上式可得：

$$u' = -h'_1 F'_v P = -h'_1 FPS$$

从图可得：

$$u_0 = \frac{-h'_1}{f'} = -h'_1 F$$

所以眼镜放大率可表达为下式：

$$\text{SM} = \frac{u'}{u_0} = \frac{-h'_1 FPS}{-h'_1 F} = PS = \frac{1}{(1 - F'_v)\left[1 - \left(\frac{t}{n}\right)F_1\right]}$$

形状系数 S 以后顶点屈光度表示时也可写成下式：

$$S = 1 + \frac{t}{n}(F'_v - F_2)$$

形状系数 S 表明，眼镜前表面屈光力越大，镜片中心厚度越厚，眼镜放大率越大；

而当镜片材料折射率增加时，眼镜放大率减小。镜度系数 P 表明，眼镜放大率与镜片后顶点屈光力直接相关。随着正透镜度数的增加，视网膜像越来越大。随着负透镜度数的增加，视网膜像越来越小。任何有屈光度的框架眼镜都会使视网膜像大小发生改变。将正透镜靠近人眼，减小了 a 的值，视网膜像会变小。将负透镜靠近人眼，减小了 a 的值，视网膜像会增大。表 11-1 显示了视远时眼镜放大率的典型值。

表 11-1　眼镜放大率典型值（视远，$a=0.016m$）

F_v'	t/mm	F_1	S	P	SM
−20.00	0.7	0	1.000	0.758	0.758
−15.00	0.7	0	1.000	0.806	0.806
−10.00	0.8	+3.00	1.002	0.862	0.804
−5.00	0.8	+4.49	1.002	0.926	0.928
0	1.8	+5.96	1.007	1.000	1.007
+5.00	4.5	+10.19	1.013	0.087	1.121
+10.00	7.0	+12.27	1.060	1.190	1.261
+15.00	8.5	+13.84	1.316	1.316	1.426

如果矫正镜片的厚度相当薄，并且放置在人眼入瞳中心的位置，则形状系数和镜度系数均等于1。此时无论镜片的屈光度如何，眼镜放大率均为1。配戴接触镜或者植入人工晶状体时，眼镜放大率最接近这种情况。

配戴接触镜时，镜片的厚度忽略不计，$S≈1$，a 的值约为 $0.003m$。

当 $F_v'=-20.00D$ 时，$SM≈\dfrac{1}{1-0.003×(-20)}≈0.94$；

当 $F_v'=+15.00D$ 时，$SM≈\dfrac{1}{1-0.003×15}≈1.05$。

接触镜的放大率在所有屈光度范围内比起框架眼镜更接近于1，这是接触镜在光学矫正上与框架眼镜不同的主要方面之一。

计算眼镜放大率在预测以下情况对单眼视网膜像大小的改变是非常有用的：

（1）患者的配镜处方发生变化。

（2）框架眼镜的后顶点距离发生变化。

（3）患者由配戴框架眼镜改为配戴接触镜，或者从配戴接触镜改为配戴框架眼镜。

（4）眼镜的中心厚度发生变化。

（5）镜片的形式发生变化。

另外，通过控制以上变量，预测视网膜像大小的改变，减少双眼视网膜像大小的差异，可以减少诱导性物像不等的发生。

二、视近眼镜放大率

视近时眼镜放大率由三种因素决定，包括镜度系数 P、形状系数 S、看近系数 N。图 $11-2$ 显示一物体 BR 及透镜对它所成的虚像 $B'R'$。眼的入瞳中心 E 被透镜所成的像为 E'_L。E 与 E'_L 是共轭点，所以经 E'_L 入射光线 RS 所对应的出射光线为 TE。物体 BR 在入瞳中心所呈的夹角为 u，像所呈的夹角为 u'，则眼镜放大率为 u'/u。假设 Q 是远处物体的一点，经过相同的光线 RS。达到透镜的 Q 点发出的所有光线与光轴所成的夹角为 u_0，Q 的像将在 ET 的反向延长线上，与光轴呈 u' 角度。因此视远时，眼镜放大率为 u'/u_0。由此可得

视近放大率 $\mathrm{SM_n} = \dfrac{u'}{u} = \dfrac{u'}{u_0} \times \dfrac{u_0}{u} = PS \times \dfrac{u_0}{u} = PSN$

式中，N 为看近系数 $\dfrac{u_0}{u}$。

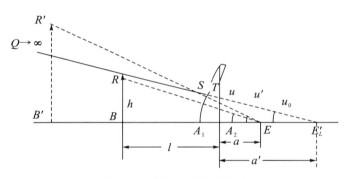

图 11-2　视近时眼镜放大率

三、相对眼镜放大率

另一种比较视网膜像大小的方法是将屈光不正眼经眼镜矫正后的视网膜像与一种特定的正视模型眼的视网膜像大小进行比较。两者像大小的比值称为相对眼镜放大率（relative spectacle magnification，RSM）。

对于相同距离的远处物体，两个镜片或者两个光学系统所成像的大小与相对等效屈光度成反比。假设 F_0 为正视模型眼的等效屈光度，F 为屈光不正眼和矫正眼镜组成的等效光学系统的屈光度。相对眼镜放大率为：

$$\mathrm{RSM} = \dfrac{F_0}{F}$$

如果屈光不正眼的等效屈光力为 F_e，使用后顶点屈光度为 F'_v 的薄透镜矫正，后顶点与眼睛第一主点的距离为 d，等效屈光度为：

$$F = F'_v + F_e - dF'_v F_e$$

考虑厚镜片的形状和厚度，相对眼镜放大率（RSM）引入形状系数，则：

$$RSM = \frac{F_0 S}{F} = \frac{F_0 S}{F_v' + F_e - d F_v' F_e}$$

因为 $F_e = K' - K$，$F_v' = \dfrac{K}{1+dK}$ ，则 $RSM = \dfrac{(1+dK)F_0 S}{K'}$ 。

正视眼的等效屈光度 F_0 等于 K_0'，因此 $\dfrac{F_0}{K'} = \dfrac{K_0}{K'} = \dfrac{k'}{k_0'}$ 。

式中，k' 和 k_0' 分别为屈光不正眼和参照眼从第二主点到视网膜的距离。

所以 RSM 可写成 $RSM = AES$。

式中，A 为屈光不正系数，即 $A = 1 + dK$；E 为眼轴延长系数，即 $E = \dfrac{k'}{k_0'}$；$k' = \dfrac{1}{K'}$，$k_0' = \dfrac{1}{K_0'}$，E 值可使用超声波测量得来。

四、Knapp 法则

如果眼镜的后顶点与眼的前焦点重合，则顶点距离 d 为 $\dfrac{1}{F_e}$。

$$F = F_e$$

在轴性屈光不正中 $F_e = F_0$，忽略形状系数，则相对眼镜放大率：

$$RSM = \frac{F_0}{F} = 1$$

当屈光不正为轴性，矫正眼镜的后顶点与眼的前焦点一致时，眼镜的相对放大率等于 1，称为 Knapp 法则。

因此，就视网膜像的放大率而言，框架眼镜适合矫正轴性屈光参差，接触镜适合矫正屈光性屈光参差。如果当轴性屈光参差患者被接触镜或者其他矫正方式（如角膜屈光手术、人工晶状体植入）矫正时，与不等像有关的视觉问题就可能出现。眼的前焦点距角膜平面约 17mm。尽管我们可以将框架眼镜配戴在距角膜顶点 17mm 前的位置，但大多数人喜欢并且习惯配戴框架眼镜在距角膜顶点 12～14mm 的位置。

Knapp 法则的应用，需满足以下 4 个条件：

（1）屈光不正单纯是轴性的。

（2）眼镜的后顶点与眼的前焦点重合。

（3）屈光不正眼的屈光力与特定的正视模型眼屈光力相等。

（4）矫正镜片的镜度系数需为 1。实际上，正透镜的镜度系数大于 1，负透镜的镜度系数小于 1。

眼镜放大率比较的是同一只眼矫正与未矫正的视网膜像的大小。相对眼镜放大率比较的是矫正的屈光不正眼与标准正视眼所成视网膜像的大小。因此，当已知患者两眼屈光差异的原因是轴性或者屈光性时，相对眼镜放大率在理论上更适用于比较患者两只眼矫正后的视网膜像大小。然而屈光参差很少是单独因为两眼眼轴差异或者屈光差异造成的，多数是两者的混合因素。这就限制了相对眼镜放大率的临床应用。

第二节　散光眼的视网膜像

一、未矫正散光眼视网膜像的变形

不考虑模糊的效应，未矫正的散光眼由于两条主子午线不同的放大率，在视网膜上的像会产生轻微的变形。如果散光仅来自角膜，那么出瞳的位置对于两条主子午线来说是相同的。

图 11-3 显示了角膜散光的模型眼的两条屈光力不同的子午线的光路图。α 代表曲率较陡的子午线（图 11-3a）。β 代表曲率较平的子午线（图 11-3b）。真实瞳孔的中心为 E_0，由于角膜散光，两条子午线上的入瞳位置不同，它们的中心分别为 E_α 和 E_β，出瞳中心均为 E'。从图中可看出，E_β 比 E_α 更接近角膜前顶点 A_1。

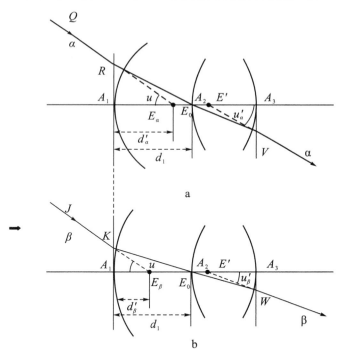

图 11-3　角膜散光的模型眼的光路图
a. 角膜曲率较陡的子午线；b. 角膜曲率较平的子午线

一个远物，如一个圆，其中心位于眼的光轴上，对眼的张角为 $2u$，每一边与光轴成 u 角。从此物发出的光线 QR 经较陡的角膜子午线入射，与 E_α 相对，经折射前后通过 E_0 和晶状体后，从 V 点出射，然后在视网膜上成像。在角膜较平的子午线，入射光线 JK，与 E_β 相对，经折射前后通过 E_0 和晶状体后，从 W 点出射，然后在视网膜上成像。从图可看出，u'_α 大于 u'_β，所以经较陡子午线在视网膜上所成的像比经较平子午线所成的像大。

入瞳的距离分别为 d'_α 和 d'_β。由于 RE_0 和 E_0V、KE_0 和 E_0W 分别共轭，遵循近轴区域的折射定律，则可写出下列的关系式：

$$\frac{VA_1}{WA_1} = \frac{RA_1}{KA_1}$$

从图中几何关系可推出：

$$\frac{VA_3}{WA_3} = \frac{u'_\alpha}{u'_\beta} \frac{RA_1}{KA_1} = \frac{d'_\alpha}{d'_\beta}$$

由此可得：

$$\frac{u'_\alpha}{u'_\beta} = \frac{d'_\alpha}{d'_\beta}$$

例如，一未矫正的散光眼，角膜为 1.00D 的顺规散光，求其视网膜像的变形。采用 Bennett-Rabbetts 模型眼的参数为角膜水平子午线的数据，即水平子午线 $F_1 = +43.08D$，$d_1 = 3.6mm$，则垂直子午线 $F_1 = 44.08D$，$d_1 = 3.6mm$。

由此可得：

$d'_\beta = 3.048mm$，$d'_\alpha = 3.058mm$；

$\frac{u'_\alpha}{u'_\beta} = \frac{3.058}{3.048} = 1.003$；

用百分比表示畸变为 0.3%。

共焦定律可推出入瞳和实际瞳孔位置的关系如下：

$$d' = \frac{1}{1.336/d_1 - F_1}$$

微分上式：

$$\frac{\Delta d'}{\Delta F_1} = \frac{1}{(1.336/d_1 - F_1)^2} = d'^2$$

式中，d' 代表量较小的 d'_β，增量 $\Delta d'$ 代表 d'_α 与 d'_β 的差值，ΔF_1 为角膜散光。因此有：

$$d'_\alpha - d'_\beta = d'^2_\beta \times \text{Ast}$$

$$畸变百分比 = 100 \times \frac{d'_\alpha - d'_\beta}{d'_\beta} = 100 \times d'_\beta \times \text{Ast}$$

如果 d'_β 为 0.003m，上式显示每一屈光度的散光导致的畸变为 0.3%。

二、已矫正散光眼视网膜像的畸变

已矫正散光眼的视网膜清晰像的畸变来自两条子午线不同的眼镜放大率。如眼镜的前表面为球形时，则 S 不变，镜度因子使用二项式近似可转化为：

$$P \approx 1 + \alpha F'_v$$

如果忽略两主子午线 α 值的轻微不同，则：

$$\Delta P = \alpha C$$

式中，C 为柱镜值。

对于框架眼镜，α 平均值为 0.016m，则 $\Delta P = 0.016C$。

则每个屈光度的柱镜产生 1.6% 的畸变。对于接触镜来说，这个值约为 0.3%/D。如眼镜的前表面为环曲面时，使用相同的方法，则形状因子可表示为：

$$S \approx 1 + \frac{t}{n}F_1$$

$$\Delta S = \frac{t}{n}C_1$$

式中，C_1 为眼镜前表面柱镜值。

第三节　棱镜效果

棱镜能改变入射光线的方向，而不改变光束的聚散度。眼用棱镜的屈光力以光线垂直入射其中一面时，光线发生偏折的棱镜度来表示。入射光线的波长定为氦（He）谱的 D 线（587.6nm）。这种特殊入射的光线的偏折比最小棱镜度稍大。

眼用棱镜的使用是为了改变眼球的旋转，使物体成像在视网膜的黄斑中心凹，解决双眼视网膜像对应的问题。这种眼球旋转改变的量称为有效棱镜度。

尽管眼镜片的主要目的是通过改变入射光束的聚散度来矫正屈光不正，但有时会在镜片里加入棱镜成分用于处理双眼视异常。棱镜底顶方向可以根据需要放置。眼镜片里加入棱镜成分的一个主要方法就是在镜片表面磨制棱镜，另一个方法是对眼镜片进行移心。

一、棱镜的符号规则

（一）棱镜位置的符号规则

（1）底朝外为正，底朝内为负。
（2）底朝下为正，底朝上为负。

（二）像移位和眼球转动的符号规则

（1）水平像移或眼球旋转：向内为正，向外为负。
（2）垂直像移或眼球旋转：向上为正，向下为负。

二、有效棱镜度

有效棱镜度的定义为表观物像的偏移距离相对于物至观察眼距离的相对偏移，用 θ_e 表示。

（一）视远有效棱镜度

如图 11-4 所示，一棱镜度为 P 的棱镜置于眼前。眼通过棱镜观察远处的物体 O，为使物体成像在黄斑中心凹上，眼球转动的角度 θ 等于棱镜度 P。因此视远时，有效棱镜度 θ_e 等于棱镜度 P。

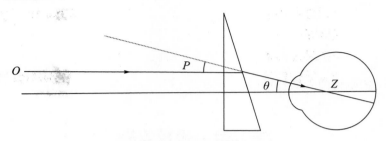

图 11-4 视远有效棱镜度

(二) 视近有效棱镜度

如图 11-5 所示，一屈光力为 F 的负透镜和一棱镜度为 P 的棱镜的组合置于眼前。距离透镜为 l 的轴上物点 O，经过透镜后，形成轴上像 O_1'，像距为 l'。因此 $L'=L+F$。

像 O_1'，经过三棱镜后，形成第二个像 O_2'，向三棱镜的顶端移位 δ 的距离。眼球为了注视像 O_2' 转动的角度，则为视近有效棱镜度。

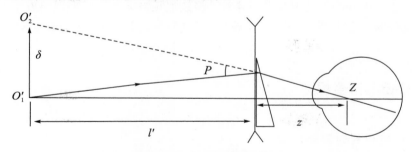

图 11-5 视近有效棱镜度

由图可知，$\theta = \dfrac{\delta}{-l'+z}$，

因 $P = \dfrac{\delta}{-l'}$，

所以 $\theta = \left(\dfrac{-l'}{-l'+z}\right)P = \left(\dfrac{Z}{Z-L'}\right)P = \left(\dfrac{Z}{Z-L-F}\right)P$。

当 F 为负值时，有效棱镜度小于三棱镜标注值。

当透镜为正透镜，且近物的距离使得 L' 为负值时，有效棱镜度小于三棱镜标注值。如果 L' 为正值时，像 B_1' 和 B_2' 落在镜片后，有效棱镜度大于三棱镜标注值。

在三棱镜中，$F=0$，视近时，有效棱镜度小于三棱镜标注值。

二、棱镜的扭曲与放大

如果通过一平面棱镜观看一个方格，且棱镜后表面几乎与视线垂直，我们能观察到典型的扭曲图案。将棱镜基底靠近人眼，扭曲现象则更为明显，如图 11-6 所示。扭曲的图像有以下三个主要特征：

（1）棱镜放大：底顶方向的线条拉长。如果将棱镜顶更靠近人眼，则产生相反的效果，即底顶方向的线条缩短。

（2）棱镜变形：与底顶方向垂直的线条扭曲。

（3）扇形效果：与底顶方向平行的线条呈扇形散开。这可能是最不容易被注意到的棱镜扭曲现象。

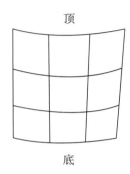

图 11-6　三棱镜的放大和畸变

第四节　透镜的棱镜效果

一、透镜偏心的棱镜效果

光线通过透镜光心以外的任何点，出射光线将会偏折，称为此点的透镜棱镜效果。其棱镜效果的值可用 Prentice 公式计算：

$$P = cF$$

式中，c 为产生棱镜效果的点与透镜光心的距离，单位为 cm；F 为透镜的光焦度。该公式基于近轴理论，适用于薄透镜，并忽略入射光线的入射方向。

对于球面透镜来说，正透镜的光心部分最厚，棱镜的基底方向朝向正透镜的光学中心；负透镜最厚部分在透镜边缘，棱镜的基底方向远离负透镜的光学中心。从镜片的光学中心到周边，棱镜屈光力增大。

二、眼球转动和棱镜效果

眼镜的棱镜效果改变了眼球注视物体所需要的转动量。眼睛直接观看物体 Q 时所需转动的角度为 θ_0，配戴眼镜后由于眼镜的棱镜效果，眼球转动角度变为 θ，θ/θ_0 的值称为眼球转动系数（ocular rotation factor，ORF），$\theta-\theta_0$ 为眼球转动有效变量。

如图 11-7 所示，眼前一物体 AB，高为 h，经透镜所成的像为 $A'B'$（高为 h'），V 为视点，距光心 O 的距离为 c，Z 为眼球旋转中心。

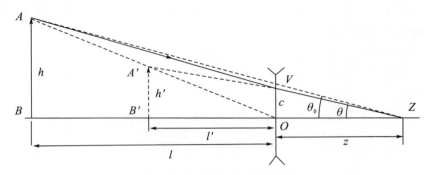

图 11-7　眼球转动和棱镜效果

眼睛直接观看物体时所需转动的角度 $\theta_0 = \dfrac{h}{-l+z} = \dfrac{-hLZ}{Z-L}$；

矫正眼观看物体时所需转动的角度 $\theta = \dfrac{h'}{-l'+z} = \dfrac{-h'L'Z}{Z-L'} = \dfrac{-hLZ}{Z-L-F}$；

则眼球转动系数 $ORF = \dfrac{\theta}{\theta_0} = \dfrac{Z-L}{Z-L-F}$；

OV 的距离 $c = \dfrac{h'z}{-l'+z} = \dfrac{-hL}{Z-L-F}$；

视点 v 处的棱镜效果 $P = cF = \dfrac{-hLF}{Z-L-F}$；

则眼球转动有效变量 $\theta - \theta_0 = -hLZ\left(\dfrac{1}{Z-L-F} - \dfrac{1}{Z-L}\right) =$

$\dfrac{-hLZF}{(Z-L-F)(Z-L)} = cF\left(\dfrac{Z}{Z-L}\right)$。

第五节　透镜或三棱镜矫正后的双眼视

一、有效双眼目标

当配戴三棱镜或矫正透镜观察远目标时，双眼通过三棱镜或透镜各自在空间形成一个表观物像，两眼视线在空间相交形成一个共同的物像，成为观察目标的假像目标，这个假像目标称为有效双眼目标（effective binocular object）。它表示双眼通过三棱镜或透镜观察远目标时与裸眼观察假像目标时产生等量的眼球转动。

有效双眼视目标的位置可由下式计算而得：

$$l_B = \frac{2p - z}{zpL - \Delta}$$

式中，l_B 为双眼视目标与眼镜平面的距离，单位为 m；L 为真实目标的聚散度；p 为瞳距的一半，单位为 cm；Δ 为双眼总的三棱镜度，底朝外为正，朝内为负；z 的单位为 m。

有效目标与真实目标的比较：

（1）戴棱镜双眼底朝外，有效目标变近增大。

（2）双眼底朝内，有效目标变远缩小。

（3）戴凹透镜，有效目标大小不变，距离变远。

（4）戴凸透镜，有效目标大小不变，距离变近。

二、表观场曲

前述的有效双眼目标是在假定物体经三棱镜或透镜成像后无像差的前提下构建的，即假设一个平面物体的有效双眼目标仍是一个平面。但实际成像中是存在像差的。如果人眼通过一副屈光力相等的正透镜观看一个平面物体时，平面物体表面会呈凹面。底朝外的三棱镜会产生相似的效果。如果是凹透镜和底朝内的三棱镜，平面物体表面会呈现凸面的效果。

矫正眼镜的有效双眼视目标的中间点，对于双眼都有一定的棱镜效果，使物平面看起来呈变形的曲面。这种有效双眼视目标的曲面变形，称为表观场曲（apparent field curvature）。凹透镜的有效双眼视目标的中间点，对于双眼都有底朝内的棱镜效果，看起来呈凸面。凸透镜的有效双眼视目标的中间点，对于双眼都有底朝外的棱镜效果，看起来呈凹面。

引起双眼视场曲的原因为球差和畸变，即实际光线的折射总是大于由简化的近轴区折射定律（$n'i' = ni$）的折射。并且，偏折量增加的速度大于入射角。

如图 11－8，双眼正前方的直线为 GH，其中间点为 M。使用反复的过程（连续的近似计算），通过 G 点被右眼镜片折射的光线 Z_RV_R 逆转确定视点 V_R，同样方法确定 V_L。根据定义，视线 Z_RV_R 和 Z_LV_L 的交叉点 G_B 为真实目标 G 点的双眼视目标的对应点。同样的过程确定 H 和 M 点的双眼视目标对应点 H_B 和 M_B。三点的连线为曲线，如果绘制多点，可发现对于中等屈光度的镜片所形成的双眼视目标非常接近圆弧。

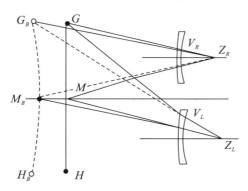

图 11－8　表观场曲

通过计算可发现，对于+4.00D的镜片，不管镜片形状如何，一个眼前平面的双眼视目标的垂直曲率大约为水平曲率的三分之一。对于−4.00D的镜片也基本如此。因此，双眼前等值屈光度矫正时，一个真实的平面的双眼视目标将形成一个托力克面（环曲面），并且垂直曲率小于水平曲率。同时，水平场曲会受到镜片向内或向外移心的影响。

双眼视场曲以米的倒数表示，对于几种折射率为1.523的镜片对镜片前350mm的场曲值计算详见表11−2。从表11−2中可看出典型双眼视场曲的趋势。

表 11−2　典型双眼视场曲（m⁻¹）

每眼镜度	水平方向	垂直方向
+4.00D		
平凸形	+3.00	+1.00
新月形（基弧−6.00D）	+2.00	+0.70
−4.00D		
平凹形	−2.3	−0.8
新月形（基弧+6.00D）	−1.4	−0.5
5△底朝内	−4.9	−2.3
5△底朝外	+5.1	+2.4

三、眼镜视场

视场（field of view）指的是能够在黄斑中心凹成像的空间范围。它往往通过一定的光学设备观看。视场可分为中心视场和周边视场。中心视场是眼球转动时，能够在黄斑中心凹成像的空间范围，也称为注视野，是在眼球旋转中心所成的夹角。周边视场是眼睛静止在第一眼位时，能够在黄斑中心凹成像的空间范围，是在眼入瞳中心所成的夹角。中心视场又分为真实中心视场和表观中心视场，周边视场又分为真实周边视场和表观周边视场。

（一）中心视场

真实中心视场为眼球旋转中心（Z）被透镜所成的像点（Z'）与镜片边缘连线以内的视场。表观中心视场为眼球旋转中心（Z）与镜片边缘连线以内的视场。

（二）周边视场

真实周边视场为有效入瞳（观察眼入瞳经眼镜所成的像点，E'）与镜片边缘连线以内的视场。表观周边视场为眼的入瞳（E）与镜片边缘连线以内的视场。

视场线长是指在某一特定距离上测定的真实中心视场内水平方向或垂直方向的线长。

（三）眼镜视场的边界效果

由于瞳孔大小有一定的限度，各视场之间的边缘是模糊的，发生重叠或间断现象。

（1）缝隙与跳跃效果：配戴正镜片矫正时，真实中心视场与真实周边视场小于表观中心视场和表观周边视场，两者之间的间隔称为缝隙。

（2）重叠与复视：配戴负镜片矫正时，真实中心视场与真实周边视场大于表观中心视场和表观周边视场，两种视场之间发生重叠。

（颜　月　刘陇黔）

思考题

1. 视远时眼镜放大率与哪些因素有关？

2. 何为 Knapp 法则？

3. 患者右眼配戴 −3.00D 的眼镜片，从鼻侧 10mm 的位置视物产生的棱镜效果是多少？

4. 简述真实中心视场与表观中心视场的定义。

第十二章 屈光手术概论

一、概述

眼屈光系组成包括角膜、前房房水、晶状体、玻璃体。角膜的折射率为 1.376；房水和玻璃体的折射率几乎相等，都是 1.336；而晶状体是一个折射率不均匀的透明组织，核心部分折射率为 1.406，皮质折射率为 1.386。眼有三个屈折面，即角膜面和晶状体的前后面，屈光力最强的角膜前面的曲率半径约为 7.8mm，角膜的屈折力为 43D。

人眼的视觉过程为物体发出或反射光线，经眼屈光系统在视网膜上形成清晰缩小的倒像，视网膜光刺激转变为电冲动，经视路神经的传导，到达大脑视中枢，经过生理性回转，主觉上又成为正像，而形成视觉。眼睛要能看清楚外界的物体必须具备以下三个基本条件：①眼的屈光系统是完全透明的，外界进入眼的光，从角膜到视网膜这个径路中没有任何障碍；②外界物体在视网膜上所成的像恰好落在视网膜的中心凹，其成像应清晰且需足够大；③整个视觉分析器，也就是从视网膜、视神经、视索、视放射到大脑皮层的整个视路中的相应部分，必须完整并具有正常功能。

在调节放松的状态下，平行光线经眼球屈光系统后聚焦在视网膜之前，称为近视。近视眼屈光系统为屈光能力强或和眼轴长。改变角膜的屈光力，或者将矫正近视的人工晶体植入眼内，或者将自然晶状体摘除替换均能起到矫正近视的作用。按照国际标准，根据手术的部位，可分为角膜手术、晶状体手术和巩膜手术三大类。

术前，患者应进行眼科常规检查、散瞳验光、角膜地形图检查、角膜厚度检查、主观验光、眼压测定、角膜知觉、泪液量及泪膜破裂时间等周密的检查，高度近视还要仔细检查眼底状况，镜片眼内植入性屈光矫治手术还应特别注意房角检查，如已决定行屈光性手术，应明确告诉受术者各种术式的优缺点及可能出现的并发症。

二、准分子激光屈光性角膜切削术

(一) 历史

准分子激光屈光性角膜切削术（photore-fractive keratectomy，PRK）于 20 世纪 80 年代中期由 Masell 等首先提出，1993 年在中国开始运用，1995 年底已获得美国 FDA 认证。

（二）原理

波长为 193nm 的准分子激光是一种紫外激光，能将角膜组织气化。其穿透能力弱，对眼内组织不产生任何影响。

激光在角膜治疗区切削中心比周边更多的组织，使中央角膜变平，降低角膜的屈光度而矫正近视；如果周围比中心切削更多，使中央部角膜的屈光能力增强，则可以矫正远视；利用椭圆形切削可以矫正散光。

（三）适应证

（1）年龄在 18 岁以上。

（2）原则上近视、远视和散光均是该项手术的适应证，但中、低度近视的治疗效果最佳。

（3）屈光度稳定二年以上，矫正视力在 0.5 以上。

（3）RK 术后一年欠矫的患者。

（四）禁忌证

该手术的禁忌证包括眼部活动性炎症，眼部器质性病变，影响角膜伤口愈合的全身病变，瘢痕体质、心理不健康等。

（五）术前检查

术前检查包括：

（1）常规眼科检查如远、近视力，眼部裂隙灯、眼底镜检查。

（2）散瞳验光了解屈光度和矫正视力。

（3）眼压检查。

（4）角膜厚度、眼轴长度的超声检查。

（5）角膜地形图、角膜曲率等特殊检查。

对于配戴软性角膜接触镜的患者要求停戴 1 周以上才能接受 PRK 手术，配戴硬性角膜接触镜要求停戴 1 个月以上。

（六）手术方法

1. 术前准备

术眼常规滴用抗生素眼液 3~6 天，术前常规冲洗术眼结膜囊。

2. 手术步骤

（1）进行 PMMA 板试验。

（2）消毒，表面麻醉、开睑器开睑。

（3）焦平面调整和确定光学中心点。

（4）用角膜上皮刮除器刮除手术区约 7mm 直径的角膜上皮。

（5）让患者保持中心注视。

（6）激光机进行激光切削。

（7）术毕立即用预冷抗生素眼液点眼，减轻激光的光温效应，同时预防感染。然后用抗生素眼膏包双眼或戴角膜绷带镜。

（8）2～3天角膜上皮修复后去包扎或摘除角膜绷带镜。

（七）术后治疗

（1）术后常规用激素类眼液3～6个月。

（2）具体用药时间、种类和用量根据不同患者的情况进行调整。

（3）特别强调术后的随访复查。

（八）并发症

眩光、低矫、过矫和散光、角膜混浊（Haze）、感染、激素性青光眼。

三、准分子激光角膜原位磨镶术

（一）历史

准分子激光角膜原位磨镶术（laser in suit keratomileusis，LASIK）1986年由Barraquer提出，20世纪90年代后Casebeer提出折叶技术，1991年Avalos开始复位后不缝合。

（二）基本原理

用角膜板层机械刀在角膜的前顶端做一个角膜板层切开，即制作一个角膜瓣，然后根据不同的预矫近视屈光度，在板层角膜床上用不同方式切除一定直径和厚度的角膜基质片，角膜帽复位后中央角膜变平，曲率半径增大，屈光能力下降而达到矫正近视的目的。

（三）适应证

（1）年龄在18岁以上。

（2）屈光度稳定2年以上。

（3）角膜厚度在450μm以上。

（4）中、高度近视。

（四）禁忌证

圆锥角膜，RK术后，眼部器质性病变、感染性疾病及胶原结缔组织疾病。

（五）术前检查

常规眼科检查，包括远、近视力，裂隙灯、眼底镜、眼压、散瞳验光等一般性检查。同时还应行眼角膜厚度及眼轴长度的超声检查。必要时行角膜地形图检查等特殊检查。

（六）手术步骤

（1）常规消毒铺巾，表面麻醉。
（2）用钢丝开睑器开睑。
（3）调好角膜帽切开用的显微角膜切开刀的切开厚度（一般为 $130\sim150\mu m$）。
（4）选择相应的负压吸引环，吸引固定眼球。
（5）角膜刀切瓣。
（6）吸水、掀瓣、调节眼球跟踪、准分子激光切削、复瓣、瓣下冲洗。
（7）抗生素点眼，裂隙灯检查。
（8）盖眼罩。

（七）术后治疗

术后第一天常规复查，用抗生素眼液。角膜上皮修复后（1~2 天）加用激素类眼液滴眼 1 个月左右。

（八）并发症

并发症包括角膜穿孔，角膜瓣并发症：薄瓣、偏瓣，游离瓣，角膜层间上皮植入，欠矫、过矫，不规则散光，角膜混浊，感染，角膜扩张，回退。

四、全飞秒激光小切口角膜基质透镜取出术

（一）原理

飞秒激光是一种以脉冲形式运转的激光，持续时间非常短，只有几个飞秒，一飞秒就是 1×10^{15} 秒，也就是 1 秒的千万亿分之一，具有非常高的瞬时功率，能聚焦到比头发的直径还要小的的空间区域，使电磁场的强度比原子核对其周围电子的作用力还要高数倍。全飞秒激光小切口角膜基质透镜取出术（femtosecond laser small incision lenticule extraction, SMILE）是近年来利用飞秒激光治疗近视的新型微创角膜屈光手术方式。飞秒激光利用其能在超微空间精确聚焦的特点，按照患者术前的检查数据，在角膜内完成两次脉冲扫描，制作出一角膜基质透镜，并经角膜周边切口取出。术中不用制作和掀开角膜瓣，术后角膜反应轻、切口愈合快、视觉质量理想。

（二）适应证

（1）年龄在 18 岁以上；
（2）屈光度稳定 2 年以上；
（3）近视度数不超过 $-10.00D$；

（4）角膜曲率 39.0D~48.0D。

（三）禁忌证和术前准备

同准分子激光。

（四）手术步骤

（1）常规消毒铺巾，表面麻醉。
（2）用钢丝开睑器开睑。
（3）负压吸引眼球。
（4）全飞秒激光扫描下层角膜和上层角膜帽，飞秒激光制作角膜切口。
（5）分离角膜透镜。
（6）从角膜切口将角膜基质透镜取出。

（五）术后治疗

术后第一天常规复查，用抗生素眼液，滴眼术后1月内需用激素。

（六）并发症

并发症包括透镜残留，脱环，角膜囊袋内上皮植入，欠矫、过矫，不规则散光，感染，角膜扩张，屈光回退。

五、飞秒激光制瓣＋准分子激光角膜前弹力层下磨镶术

（一）原理

用飞秒激光在角膜的前顶端做一个角膜板层切开，制作 $110\mu m$ 厚度的角膜瓣，然后根据预设屈光度数，用准分子激光做角膜前弹力层下切削，称为飞秒激光制瓣＋准分子激光角膜前弹力层下磨镶术（femtosecond laser sub-bowman-keratomileusis，FS－SBK）。

（二）适应证

同 LASIK 手术。

（三）术前检查

同 LASIK 手术。

（四）手术步骤

（1）常规消毒铺巾，表面麻醉。
（2）用钢丝开睑器开睑。

（3）负压吸引眼球。

（4）全飞秒激光制作角膜瓣。

（5）吸水、掀瓣、调节眼球跟踪、准分子激光切削、复瓣、瓣下冲洗。

（6）抗生素点眼，裂隙灯检查。

（7）盖眼罩。

（五）术后治疗

术后第一天常规复查，用抗生素眼液滴眼。角膜上皮修复后（1~2 天）加用激素类眼液 1 月左右。

（六）并发症

并发症包括角膜层间上皮植入，欠矫、过矫，不规则散光，角膜混浊，感染，角膜扩张，回退。

六、有晶状体眼屈光性人工晶体植入术

（一）原理

把一种特制的人工晶状体通过角膜缘的切口植入患者眼球内的前房或后房内，不磨损角膜，也无需摘除原来的晶状体，保留患者眼球生理结构的完整性和调节功能。这种手术，实际上是把镜片由戴在眼外移到眼内。而且手术是可逆的，这种人工晶体可以被随时取出。该手术矫正等效屈光范围为−0.50~30.00D。根据患者眼球情况和人工晶体安装的位置可分为三种手术方式：前房虹膜夹持型（ACL）、前房房角支撑型（PCL）、后房型（implantable collamer lens，ICL）。目前应用最多的是有晶状体眼后房型人工晶体植入术。

（二）适应证

（1）年龄在 21 周岁以上，45 周岁以下，充分沟通后年龄可适当放宽。

（2）近视度数两年内增长不超过 0.5D。

（3）无内眼手术史及眼内色素膜、视网膜及青光眼等病变，矫正视力良好。

（4）前房深度≥2.8mm。

（5）角膜内皮细胞计数>2500/m^2。

（6）无精神疾病者。

（三）术前检查

术前检查同 LASIK 手术，再加上角膜内皮细胞计数、A/B 超、眼生物超声显微镜检查，白内障全套检查

（四）手术步骤

（1）眼部表面麻醉。
（2）角膜边缘做一个微创切口。
（3）将可折叠的 ICL 晶体推注到眼内，并被轻柔放置到虹膜后面。

（五）术后治疗

术后 2 小时密切观察眼压，眼压如有升高，需找出眼压升高的原因进行相应处理。术后按眼内手术术后常规抗感染治疗 1 周。

（六）并发症

并发症包括白内障，青光眼，内眼手术可能引起的出血和感染。

七、超声乳化＋人工晶体植入术

在角膜缘做一个小切口，用超声乳化的方法将原来的晶状体粉碎后吸出，植入经过计算后的人工晶体，可用来治疗白内障合并有近视或远视的患者。Phaco＋IOL 的优点是手术可同时治疗白内障和近视及远视眼。目前此种方法已在临床上广泛应用。

（马　可）

思考题

1. ICL 手术有哪些适应证？
2. 飞秒激光近视术后的患者有哪些常见并发症？

参考文献

[1] Wang K, Pierscionek B K. Biomechanics of the human lens and accommodative system: Functional relevance to physiological states [J]. Progress in Retinal and Eye Research, 2019, 71: 114−131.

[2] Miller R J. Pitfalls in the conception, manipulation, and measurement of visual accommodation [J]. Human factors, 1990, 32 (1): 27−44.

[3] Glasser A. Accommodation: mechanism and measurement [J]. Ophthalmology Clinics of North America, 2006, 19 (1): 1−12.

[4] Rehman I, Ali T. Anatomy, head and neck, eye ciliary muscles [M/OL]. Treasure Island (FL): StatPearls Publishing, 2018 [2021−10−29]. https://www.ncbi.nlm.nih.gov/books/NBK482132/.

[5] Lewis H A, Kao C Y, Sinnott L T, et al. Changes in ciliary muscle thickness during accommodation in children [J]. Optometry and VisionScience : Official Publication of the American Academy of Optometry, 2012, 89 (5): 727−737.

[6] Neveu P, Priot A E, Philippe M, et al. Agreement between clinical and laboratory methods assessing tonic and cross-link components of accommodation and vergence [J]. Clinical & Experimental Optometry, 2015, 98 (5): 435−446.

[7] Liu C, Drew S A, Borsting E, et al. Tonic accommodation predicts closed−loop accommodation responses [J]. Vision Research, 2016, 129: 25−32.

[8] Alio J L, Alio Del Barrio J L, Vega−Estrada A. Accommodative intraocular lenses: where are we and where we are going [J]. Eye and Vision, 2017, 4: 16

[9] Park J H, Lee Y C, Lee S Y. The comparison of mydriatic effect between two drugs of different mechanism [J]. Korean Journal ofOphthalmology : KJO, 2009, 23 (1): 40−42.

[10] Esteve−Taboada J J, Del Aguila−Carrasco A J, Bernal−Molina P, et al. Effect of phenylephrine on the accommodative system [J]. Journal of Ophthalmology, 2016, 2016: 7968918.

[11] Yazdani N, Sadeghi R, Momeni−Moghaddam H, et al. Comparison of cyclopentolate versus tropicamide cycloplegia: a systematic review and meta-analysis [J]. Journal of Optometry, 2018, 11 (3): 135−143.

[12] Artal P, Tabernero J. Optics of human eye: 400 years of exploration from Galileo's time [J]. Applied Optics, 2010, 49 (16): 123−130.

[13] Charman WN, Heron G. Microfluctuations in accommodation: an update on their characteristics and possible role [J]. Ophthalmic & Physiological Optics : the Journal of the British College of Ophthalmic Opticians, 2015, 35 (5): 476−499.

[14] Langaas T, Riddell P M. Accommodative instability: relationship to progression of early onset myopia [J]. Clinical & Experimental Optometry, 2012, 95 (2): 153−159.

[15] Berntsen D A, Sinnott L T, Mutti D O, et al. Accommodative lag and juvenile-onset myopia progression in children wearing refractive correction [J]. Vision Research, 2011, 51 (9): 1039−1046.

[16] Scheiman M, Wick B. Clinical management of binocular vision [M]. 4th ed. Philadelphia: JP Lippincott Co, 2014.

[17] Pascal J I. Basis and applications of the accommodative unit [J]. Ophthalmologica, 1950, 120 (6): 428−434.

[18] Marsack J D, Thibos L N, Applegate R A. Metrics of optical quality derived from wave aberrations predict visual performance [J]. Journal of Vision, 2004, 4 (4): 322−328.

[19] Krueger RR, Applegate R A, Macrae S M. Wavefront customized visual correction The Quest For Super Vision II [M]. NJ, Thorofare: SLACK, 2004.

[20] Ostadimoghaddam H L, Hashemi H. The distribution of near point of convergence and its association with age, gender and refractive error: a population-based study [J]. Clinical Experimental Optometry, 2017, 100 (3): 255−259.

[21] Wang Y, Zhao K, Jin Y. Changes of higher order aberration with various pupil sizes in the myopic eye [J]. J Refract Surg, 2003, 19 (2): S270−S274.

[22] Applegate R A. Glenn fry award lecture 2002: wavefront sensing, ideal corrections, and visual performance [J]. Optometry and Vision Science, 2004, 81 (3): 167−177.

[23] Liu M, Wang Z Q, Wang Y, et al. Study on influence of chromatic aberrations on vision performance based on individual eye model [J]. Guangzi Xuebao/Acta Photonica Sinica, 2008, 37 (8): 1612−1616.

[24] Benito A, Perez G M, Mirabet S, et al. Objective optical assessment of tearfilm quality dynamics in normal and mildly symptomatic dry eyes [J]. Cataract Refract Surg, 2011, 37 (8): 1481−1487.

[25] Saad A, Saab M, Gatinel D. Repeatability of measurements with a double−pass system [J]. Cataract Refract Surg, 2010, 36 (1): 28−33.

[26] LevinL A, Nilsson S F E, Ver Hoeve J, et al. Adler' s physiology of the eye

［M］. 11th ed. New York：Elservier Inc，2011.

［27］ Stidwill D，Fletcher R. Normal binocual vision：theory，investigation，and practical aspects ［M］. West Sussex：John Wiley & Sons Ltd，2011.

［28］ Schwartz S H. Visual perception：a clinical orientation ［M］. 5th ed. New York：McGraw-Hill Education，2017.

［29］ Rabbetts R B. Bennett and Rabbett's clinical visual optics ［M］. 4th ed. Oxford：Butterworth-Heinemann，2007.

［30］葛坚，王宁利. 眼科学 ［M］. 3 版. 北京：人民卫生出版社，2015.

［31］瞿佳. 眼镜学 ［M］. 2 版. 北京：人民卫生出版社，2011.

［32］曾骏文. 眼视光应用光学 ［M］. 2 版. 北京：人民卫生出版社，2017.

［33］刘意，张洪波. 双眼视与低视力 ［M］. 郑州：郑州大学出版社，2012.

［34］李凤鸣，谢立信. 中华眼科学 ［M］. 3 版. 北京：人民卫生出版社，2018.

［35］齐备. 眼镜验光员（高级）［M］. 北京：中国劳动社会保障出版社，2008.

［36］瞿佳. 眼视光学理论与方法 ［M］. 北京：人民卫生出版社，2018.

［37］徐良. 验光技术 ［M］. 北京：中国轻工业出版社，2013.

［38］刘念、李丽华. 验光技术 ［M］. 北京：人民卫生出版社，2016.

［39］刘晓玲. 验光技术 ［M］. 北京：人民卫生出版社，2015.

［40］施殿雄. 实用眼科诊断 ［M］. 上海：上海科学技术出版社，2005.